カラダの内側からサビない、老けない、美しくなれる

魔法の
エイジングケアレシピ

野菜ソムリエプロ
Atsushi

JN247725

はじめに

　なんとなく生きていると、なんとなく老けていきます。素敵な大人になるか、おばさん、おじさんになるかは自分次第！ 年齢を重ねるスピードは皆平等でも、老化のスピードは本人の努力次第でそれぞれ異なるし、確実にそのスピードをコントロールできるなって、40代になって経験からますます実感しています。

　日々の生活で発生する活性酸素の原因は、加齢、紫外線、ストレス、激しい運動、睡眠不足、喫煙、大気汚染など様々です。この活性酸素こそが、カラダを酸化させ、サビさせ、老化させる元凶！ 活性酸素からカラダを守る抗酸化力はもともと体内に備わっていますが、20歳ごろをピークにどんどん減少すると言われています。だからこそ、日々の食事から、抗酸化成分を含む食材を意識して摂取することが大切です。抗酸化成分をたっぷりと含んだ食材をセレクトして、美腸、美肌に導き、そしてダイエット効果まで期待のできる魔法のエイジングケアレシピ。むずかしいレシピはありません。どれも簡単、スピーディーに作ることができる料理ばかり。自分が美しく、健康になる努力って楽しいです。キレイをどんどん進化させましょう！ 賢く食べて、カラダの細胞から若々しく、元気いっぱい、キレイを磨けば、ココロもうるおいます！

Atsushi

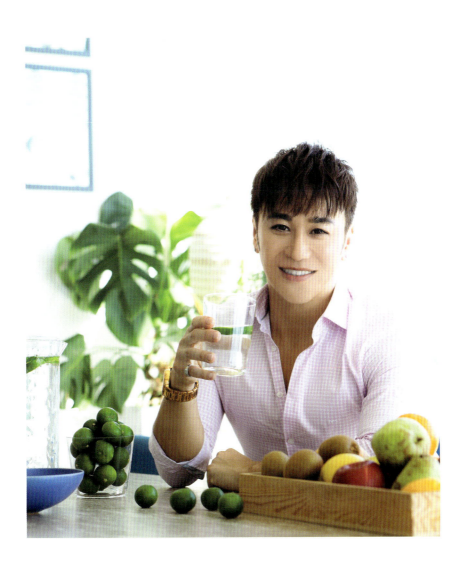

CONTENTS

Atsushi
エイジングケアレシピが
キレイに効く理由

Atsushi's Aging care recipe

point 01

エイジングケアにとても重要な
抗酸化力を高める

酸素を取り込む際に、一部のほかの物質と結びつき、高い酸化力を持つ活性酸素が発生します。活性酸素は細胞の老化を早めるだけでなく、がんや動脈硬化などの原因にもなります。さらに、加齢、紫外線、喫煙、過度な運動、ストレス、睡眠不足なども活性酸素を増やす要因に。活性酸素の働きを抑える抗酸化力を高めることが老化を予防し、美しく健康でいられるカギなのです。

point 02

特に抗酸化作用の高い
8食材をセレクト！

老化のスピードを加速させる活性酸素。だからこそ、活性酸素の働きを抑えてカラダの抗酸化力を高めてくれる抗酸化成分を意識して摂取することが大切です。本書では特に抗酸化力が高く、キレイに効く栄養素が詰まった8食材を使ったレシピをご紹介。毎日の食事から抗酸化成分を摂取して、カラダの内側からエイジングケア。

肉を使っていないので
消化が良い！

脂分の多いお肉は、消化器に負担がかかりやすいので、今回は野菜を中心にメニューを考案。食物繊維の多い野菜類はできるだけ細かくして調理。胃の負担を軽くしています。消化のいい食事を継続的にとることで代謝のいいカラダになり、ダイエットにも繋がります。

食物繊維たっぷりで
美腸にも効く

本書で提案する野菜を多く使う料理は、食物繊維もたっぷり。食物繊維は腸内フローラのバランスを保ち、善玉菌を増やす手助けをしてくれます。加齢によって増加する悪玉菌の繁殖を抑える効果もあるので、腸内環境が改善されて、腸もキレイになってきます。

高たんぱく、低糖質で
ダイエットにも効く

筋肉を育て、カラダを作る基になるのがたんぱく質。不足すると筋肉量が減少するため、基礎代謝が下がり、太りやすくなります。高たんぱくな食事は、腹持ちも良く、脂肪になりにくい効果が。本書で取り上げるたんぱく質が豊富で低糖質な料理は、ダイエットにも最適です。

見た目がキレイ！
目にもうれしい

料理は五感が大切。目にもおいしい彩り豊かな料理は、食事の時間を楽しく、心の満足感も与えてくれます。自分1人用にも、家族ご飯にも、そしてホームパーティーにも、どんなシチュエーションでも自信を持って使えるレシピばかり。インスタ映えもバツグン。

point 07

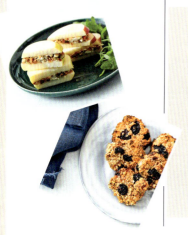

ギルトフリーな
スイーツレシピも豊富

カロリーを気にしがちなスイーツも、果物などの自然の甘みを生かしたレシピで作れば我慢しなくてOK。美容にうれしい栄養素や、食物繊維がたっぷり入った、カラダに優しいスイーツに。ダイエット中でも罪悪感なく食べられて、幸せな気持にしてくれます。

point 08

調味料を掛け合わせておいしく。
塩をほとんど使っていないのもポイント

本書のレシピは、食材と調味料がもともと持つうま味成分を掛け合わせて味を引き出す調理法が中心。時間をかけずともおいしく仕上がります。また高血圧やむくみに繋がりやすい塩をほとんど使わなくても満足できる料理なので、健康的においしく食べられます。

セロトニンで
ハッピーな気持ちに！

脳に安心感や多幸感をもたらす神経伝達物質・セロトニン。別名"幸せホルモン"と呼ばれ、食事で摂取した必須アミノ酸から腸内細菌の働きにより作られます。腸内環境が良くなれば、十分なセロトニンが脳に送られイライラを解消。ハッピーな気持ちに。

8食材をバリエーション豊かな
レシピに使いまわせる！

本書はキレイに効く8食材を使った45種のレシピを掲載。身近な食材で10分以内に簡単に調理できるので、その日の気分に合わせて毎日飽きずに食べられる料理がたくさん。ダイエットしている人もそうでない人も、バランスの良い食事で健康なカラダになりましょう。

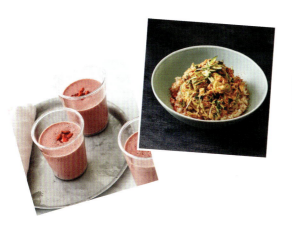

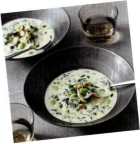

本書の使い方

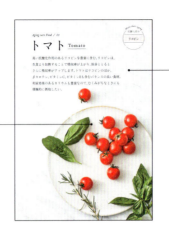

各章は、食材別に構成されています。食材ごとに、スープ、副菜と、いろんなレシピに応用できます。

エイジングケアに効果的な食材を紹介。その食材からとれる栄養素にどんな効能があるのかもチェック。

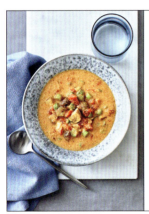

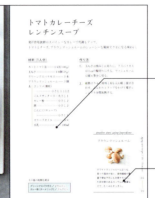

Atsushiレシピには、メイン食材以外にもエイジングケアに効く食材が入っています。どんな栄養素がとれるか、どんな効能があるのか、読んでチェックしましょう!

このレシピに含まれる食材と栄養素を一目でわかるように整理。一つのレシピに様々な栄養素があるので、食べるたびにキレイになれます!

本書の決まりごと

●大さじ1＝15mℓ、小さじ1＝5mℓです。●基本的に、洗う、種や芽、ヘタ、ワタを取るなどの下ごしらえは省略しています。●個数や重量は目安です。スープの水分が足りなければ、水を適宜足してください。●野菜は特に表記がない限り、すべて皮つきで使っています。●にんにく、しょうがはチューブのおろしタイプを使っています。みじん切りにしたものも使えます。●豆乳は成分無調整豆乳、トマトジュースは無塩、アーモンドやカシューナッツは無塩・素焼きを使っています。●食材の切り方や大きさによって火の通り方が変わることがあります。加熱にムラがあった場合は、一度取り出して混ぜたり、食材の上下を返したりしてください。●サーモンは特に表記がない限り、アトランティックサーモンを使っています。生鮭でも代用できます。●火加減は特に表示のない場合は中火です。●水溶き片栗粉は片栗粉と水を同量混ぜたものです。●電子レンジは500Wを使っています。お持ちの機種に合わせて加熱時間などを調整してください。調理にはかならず耐熱性の器を使用してください。

トマト <u>Tomato</u>

高い抗酸化作用のあるリコピンを豊富に含む。リコピンは、
生食より加熱することで吸収率が上がり、油分ととると
さらに吸収率がアップします。トマトはリコピンのほか、
βカロテン、ビタミンC、ビタミンEも含むバランスの良い食材。
利尿効果のあるカリウムも豊富なので、むくみがちなときにも
積極的に摂取したい。

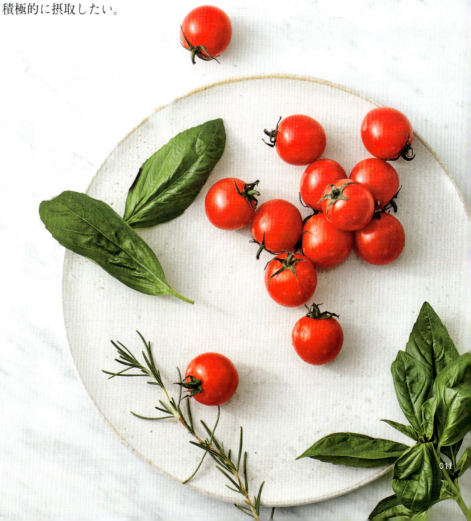

011

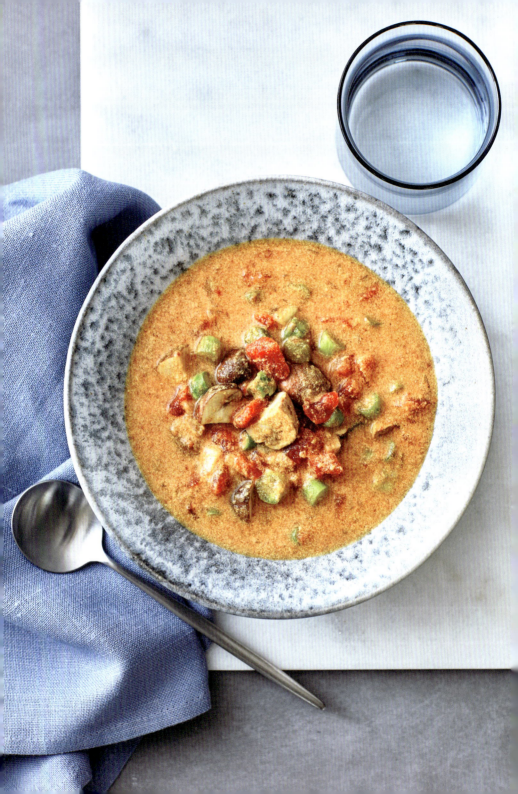

トマトカレーチーズ
レンチンスープ

発汗作用抜群のスパイシーなカレーで代謝もアップ。
トマトとチーズ、ブラウンマッシュルームのジューシーな風味でクセになる味わい。

材料（1人分）

カットトマト缶 ········· 1/4缶（100g）
玉ねぎ ······························· 1/8個（25g）
グリーンアスパラガス ·········· 3本
ブラウンマッシュルーム ······· 3個

A｜コンソメ（顆粒）
　　 ····················· 小さじ1と1/2
　　パルメザンチーズ ·· 大さじ1
　　カレー粉 ················ 小さじ2
　　酒 ···························· 小さじ2
　　にんにく（チューブ）
　　 ································ 小さじ1
　　オリーブオイル ··········· 少々
　　豆乳 ························· 100mℓ

作り方

1. 玉ねぎは粗みじん切りに、アスパラガス
   は1cmの輪切りにする。マッシュルーム
   は縦4等分に切る。

2. 耐熱ボウルに材料とAを入れ軽く混ぜ合
   わせ、ふんわりとラップをかけて電子レ
   ンジで5分間加熱する。

Another Anti-aging Ingredient

ブラウンマッシュルーム

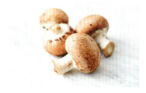

ホワイトマッシュルームよりも、
香りや風味が強く、食物繊維が豊
富で便秘予防にも効果テキメン。
利尿効果のあるカリウムが豊富な
ので、むくみもすっきり。

その他の抗酸化成分

> グリーンアスパラガス ／ βカロテン
> カレー粉（ターメリック）／ クルクミン

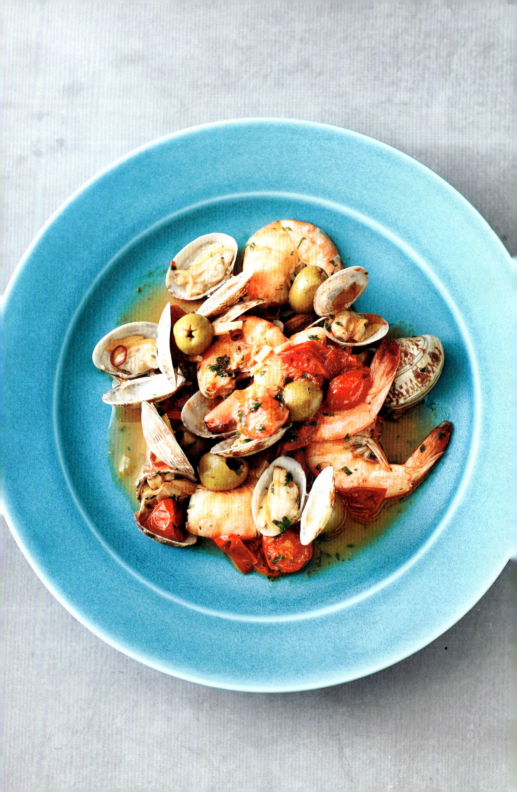

トマトとエビ、
あさりの白ワイン煮

炒めて甘味が凝縮されたミニトマトに、アクセントになるアンチョビを絡めて。
ワインでうま味をアップさせているので、コク深いおいしさ。

材料（1人分）

ミニトマト	8個
エビ（殻付き）	4尾
あさり（砂抜きしたもの）	100g
オリーブ（種なし）	8粒
にんにく	1片
白ワイン	大さじ3
赤唐辛子（小口切り）	1本分
アンチョビペースト	小さじ1
パセリ（粗みじん切り）	少々
オリーブオイル	大さじ1

作り方

1. ミニトマトは半分に切り、にんにくは粗みじん切りにする。

2. フライパンにオリーブオイルを中火で熱し、にんにく、赤唐辛子、アンチョビペーストを炒める。

3. 香りが出たら、ミニトマト、エビ、あさり、オリーブを加えさっと炒める。

4. 白ワインを加え、蓋をして弱火で4分間蒸す。

5. あさりの口が開いたら火を止め、パセリをちらす。

Another Anti-aging Ingredient

オリーブ

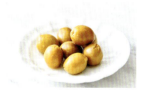

抗酸化作用のあるポリフェノールが含まれ、生活習慣病の予防にも◎。若返りビタミンと呼ばれるビタミンEも豊富。オレイン酸が悪玉コレステロールを減少させる。

その他の抗酸化成分

エビ	アスタキサンチン
パセリ	βカロテン、ビタミンC、ビタミンE
赤唐辛子	ビタミンE

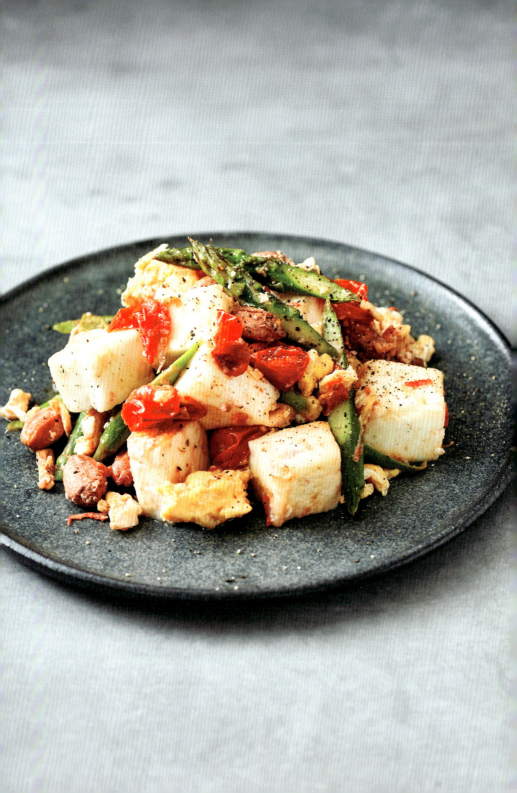

トマトと卵の塩麹炒め

エイジングケア効果のあるトマト、アスパラガス、桜えびなどを
組み合わせ、ボリュームのあるはんぺんで食べ応えのある仕上がり。

材料（1人分）

ミニトマト	6個
溶き卵	2個分
はんぺん	1/2枚
ピーナッツ	大さじ2
グリーンアスパラガス	3本
にんにく	1片
しょうが	10g
桜えび(乾)	大さじ1
塩麹	小さじ2
ごま油	小さじ2

作り方

1. ミニトマトは半分に切り、はんぺんはひと口大の角切りにする。グリーンアスパラガスは4cmの長さの斜め切りに、にんにくは粗みじん切りに、しょうがは千切りにする。

2. フライパンにごま油小さじ1を熱し、溶き卵を加え半熟になるまで炒めたら、卵をいったん取り出す。

3. フライパンをさっと拭き、ごま油小さじ1を熱し、にんにくとしょうがを入れ炒める。

4. ミニトマト、はんぺん、グリーンアスパラガス、桜えび、ピーナッツを入れ炒める。

5. 全体的に火が通ったら卵を戻し入れ、塩麹を加えさっと炒め合わせる。

Another Anti-aging Ingredient

桜えび（乾）

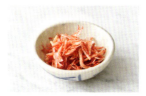

強力な抗酸化作用のあるアスタキサンチンが豊富。タウリンを多く含んでいるので、疲労回復にも一役。カルシウムが豊富なので、イライラ予防にもつながる。

その他の抗酸化成分

グリーンアスパラガス ／ βカロテン
ピーナッツ ／ ビタミンE

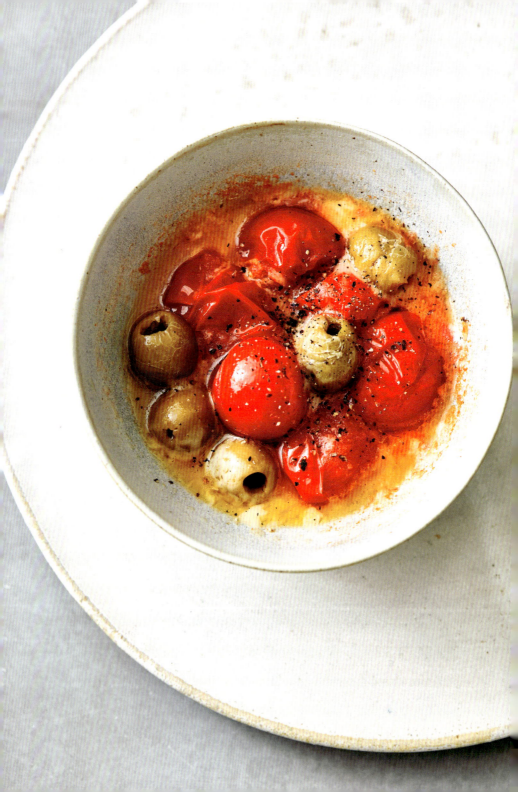

トマトとチーズ、オリーブの
レンチンホットおつまみ

一品足りないときにさっとできて、ヘルシーなおつまみにピッタリ。
トマトのうま味がじゅわっとしみわたり、箸が止まらない一品。

材料（1人分）

ミニトマト ……………………… 6個
オリーブ（種なし）……………… 6粒
ピザ用チーズ ……………… 大さじ2
黒こしょう ……………………… 少々
塩 ………………………………… 少々
オリーブオイル ………… 小さじ1

作り方

1. 耐熱ボウルにミニトマト、オリーブ、チーズ、オリーブオイルを入れ、ラップなしで電子レンジで2分間加熱する。

2. 器に盛り、軽く塩をし、黒こしょうをふる。

Another Anti-aging Ingredient

オリーブオイル

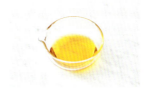

悪玉コレステロールを減らすオレイン酸が豊富。脂肪の蓄積を抑えてくれる。抗酸化作用のあるポリフェノールやビタミンEの含有量が多く腸の働きも良くする。

その他の抗酸化成分

オリーブ ／ ビタミンE

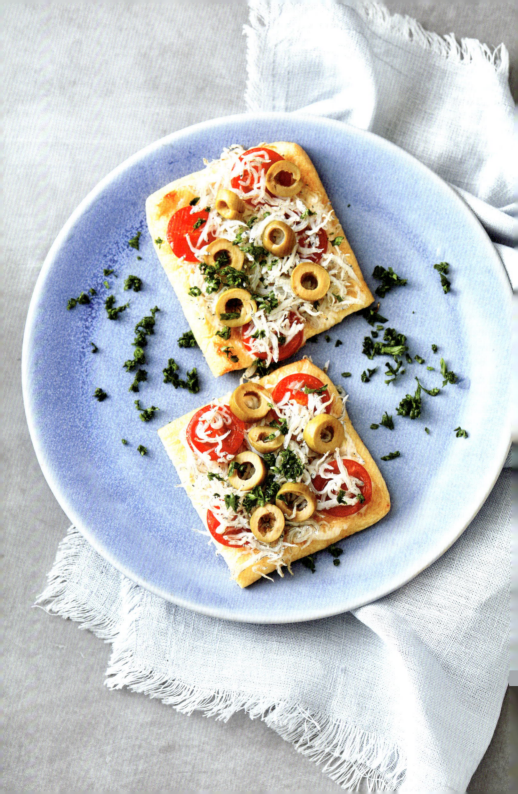

トマトとしらすの
ヘルシー油揚げピザ

焼いた油揚げのカリッ、サクッとした歯応えが、クセになるおいしさ。
マヨネーズの風味も食欲をそそります。

材料（1人分）

ミニトマト	3個
油揚げ	1枚
しらす干し	20g
オリーブ(種なし)	4粒
パセリ(みじん切り)	少々
マヨネーズ	小さじ1

作り方

1. ミニトマトとオリーブは輪切りに、パセリはみじん切りにする。

2. 油揚げは半分に切り、上からヘラなどで押してつぶす。

3. 油揚げにマヨネーズを塗り、1、しらす干しをのせ、オーブントースターで5分間焼く。

4. 器に盛り、パセリをちらす。

Another Anti-aging Ingredient

パセリ

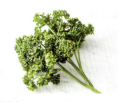

抗酸化作用のあるβカロテン、ビタミンE、ビタミンCが豊富。ビタミン、ミネラルの含有量は野菜の中でトップクラス。食物繊維が多く、便秘の改善にも効果が。

その他の抗酸化成分

油揚げ / 大豆イソフラボン、大豆サポニン
オリーブ / ビタミンE

抹茶に含まれる
最強の抗酸化成分
カテキン

　日本のスーパーフードと言われている抹茶は、最近、海外の有名なモデルがモーニングルーティーンにも取り入れているほど。抹茶に含まれるカテキンは、高い抗酸化力、抗菌力があって、風邪の予防にも◎。食後の血糖値の上昇も抑えてくれ、エイジングケアにもダイエットにも、ぜひ取り入れてほしい一品。ペットボトルで抹茶を飲むときは、カテキンがより多く含まれる色が濃いものを選んでほしいのですが、できるなら、抹茶パウダーを使うのがおすすめです。緑茶は茶葉をこしたものですが、抹茶パウダーは茶葉をひいたもので、茶葉の栄養が全て含まれているし、カテキンも多く含みます。

　僕は、抹茶パウダーを茶葉の代わりに購入して、濃いめの緑茶感覚で毎日飲むようにしています。通常、ビタミンCは加熱に弱いものですが、抹茶に含まれているビタミンCは熱いお茶にしても壊れにくい。ビタミンCは抗酸化とコラーゲンの生成には欠かせないものなので、継続してとることによって美肌力もアップ。甘いものや炭水化物を食べるときも、抹茶に含まれるカテキンが、血糖値を上がりにくくし太りにくいカラダに。毎日抹茶を飲む習慣で、老けない、サビないエイジングケアが叶います。

サーモン <u>Salmon</u>

強力な抗酸化作用を持つアスタキサンチンが豊富。

また、EPA（エイコサペンタエン酸）、DHA（ドコサヘキサエン酸）が、

血液をサラサラにして、動脈硬化予防や中性脂肪を減らす働きも。

皮にはビタミンB群やコラーゲンが豊富なので、

皮ごと摂取するのがおすすめ。

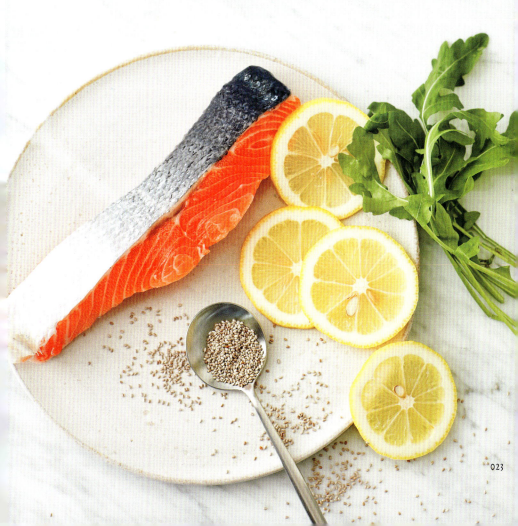

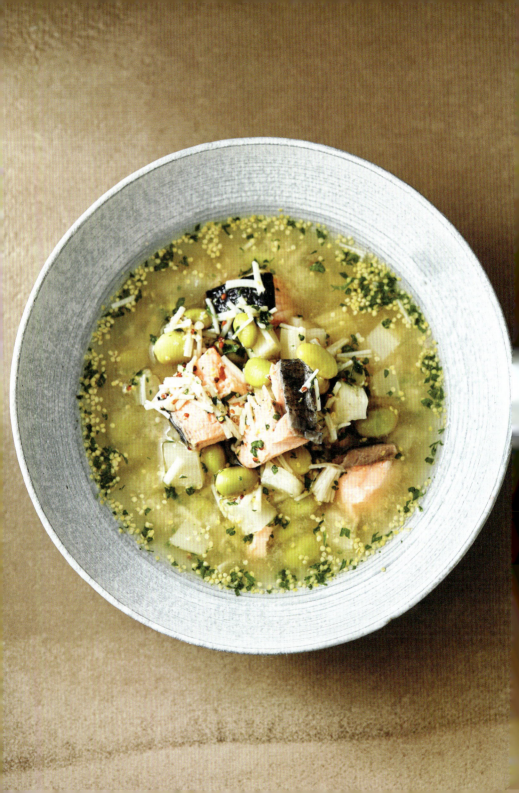

サーモンと粒マスタードの
レンチンスープ

サーモンのだしがきいた味わい深いスープに、粒マスタードが
ピリリとしたアクセント。シャキシャキとした食感も楽しい。

材料（1人分）

サーモン（切り身）	70g
むき枝豆	60g
セロリ	1/2本(40g)
ズッキーニ	1/5本(40g)
えのきだけ	1/2袋(40g)

A
コンソメ（顆粒）	小さじ1と1/2
粒マスタード	小さじ2
白ワイン	小さじ2
酢	小さじ2
塩麹	小さじ1
にんにく（チューブ）	小さじ1
水	200mℓ

黒こしょう	少々
パセリ（みじん切り）	少々

作り方

1. サーモンはひと口大に、セロリとズッキーニは1cmの角切りに、えのきだけは1cmの長さに切る。

2. 耐熱ボウルにパセリ以外の材料とAを入れ軽く混ぜ合わせ、ふんわりとラップをして電子レンジで6分間加熱する。

3. 器に盛り、黒こしょうをふり、パセリをちらす。

その他の抗酸化成分

パセリ／βカロテン、ビタミンC、ビタミンE
セロリ／βカロテン

Another Anti-aging Ingredient

枝豆

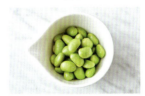

ビタミンB1が疲労回復や糖質の分解を促進。メチオニンは肝機能をサポート、鉄分は貧血予防、カリウムはむくみ防止など、うれしい効能がたっぷり。

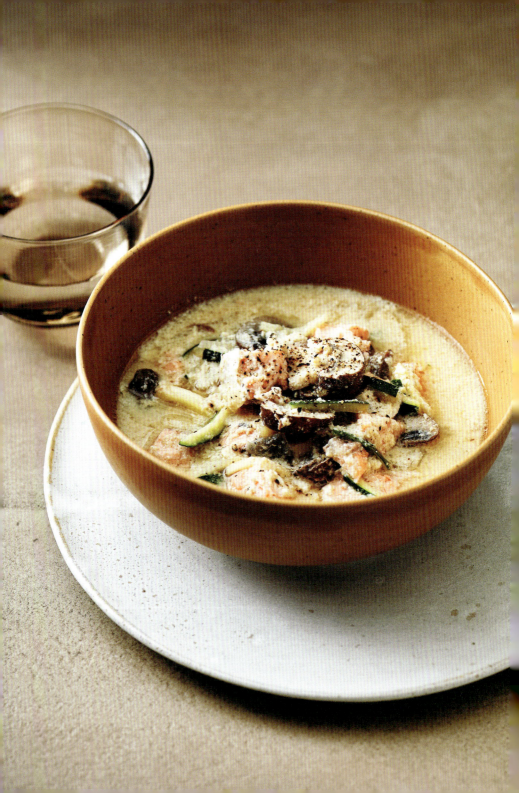

サーモンの
レモンチーズレンチンスープ

爽やかなレモンの香りが、サーモンのうま味を引き立たせる
味わい深いスープ。隠し味のチーズでまろやかに。

材料（1人分）

サーモン（切り身） ························ 70g
ブラウンマッシュルーム ······· 4個
ズッキーニ ···················· 1/5本(40g)
玉ねぎ ························ 1/4個(50g)

A コンソメ（顆粒）
　　　　　　　　 小さじ 1 と1/2
　　パルメザンチーズ ·· 大さじ 1
　　酒 ······················· 小さじ 2
　　塩麹 ······················ 小さじ 1
　　にんにく（チューブ）
　　　　　　　　 小さじ 1
　　豆乳 ······················ 150mℓ
　　水 ························· 50mℓ

レモン汁 ························ 1/4個分
黒こしょう ·············· 小さじ1/4

作り方

1. サーモンはひと口大に切り、玉ねぎは2
cmの厚さに切る。ズッキーニは2cmの長
さの細切りに、マッシュルームは薄切り
にする。

2. 耐熱ボウルにレモン汁以外の材料とAを
入れ軽く混ぜ合わせ、ふんわりとラップ
をして電子レンジで6分間加熱する。

3. 器に盛り、レモン汁を加え、黒こしょう
をふる。

Another Anti-aging Ingredient

レモン

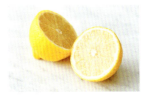

抗酸化作用のあるビタミンCを多
く含む。果汁には抗酸化作用のあ
るレモンフラボノイド、皮にはレ
モンポリフェノールが豊富なので、
無農薬を選び皮ごと食べるのが◎。

その他の抗酸化成分

ズッキーニ ／ βカロテン
豆乳 ／ 大豆イソフラボン、大豆サポニン

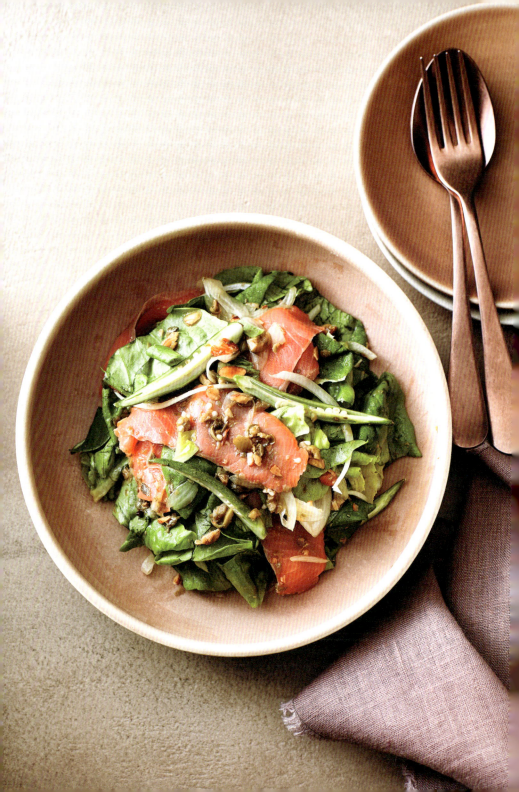

スモークサーモンと
サラダ菜のサラダ

サーモンやナッツを追加することで、栄養たっぷりのサラダに。
食欲をそそるにんにく風味で、野菜もモリモリ食べられます。

材料（1人分）

スモークサーモン	70g
サラダ菜	1個
玉ねぎ	1/4個(50g)
オクラ	3本
アーモンド	10粒
オリーブ（種なし）	5粒
ケッパー	大さじ2

A レモン汁 ……………… 1/2個分
　　にんにく（チューブ）
　　　　…………………… 小さじ1
　　黒砂糖 ………………… 小さじ1
　　塩 …………………………… 少々
　　EXVオリーブオイル
　　　　…………………… 大さじ1

作り方

1. サラダ菜は食べやすい大きさに手でちぎる。玉ねぎは薄切りに、オクラはがくを取り縦1/4に切る。アーモンドは砕く。

2. ボウルに、みじん切りにしたケッパーとオリーブ、Aを混ぜ合わせ、ドレッシングを作る。

3. 2のボウルに1とスモークサーモンを加え、全体を混ぜ合わせる。

Another Anti-aging Ingredient

サラダ菜

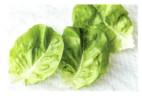

抗酸化作用のあるβカロテンが豊富で肌のターンオーバーを促進。利尿効果のあるカリウムがたっぷりで、むくみにも効く。ビタミンKがカルシウムの吸収をサポート。

その他の抗酸化成分

オクラ／βカロテン
アーモンド・オリーブ／ビタミンE
レモン／ビタミンC、レモンフラボノイド

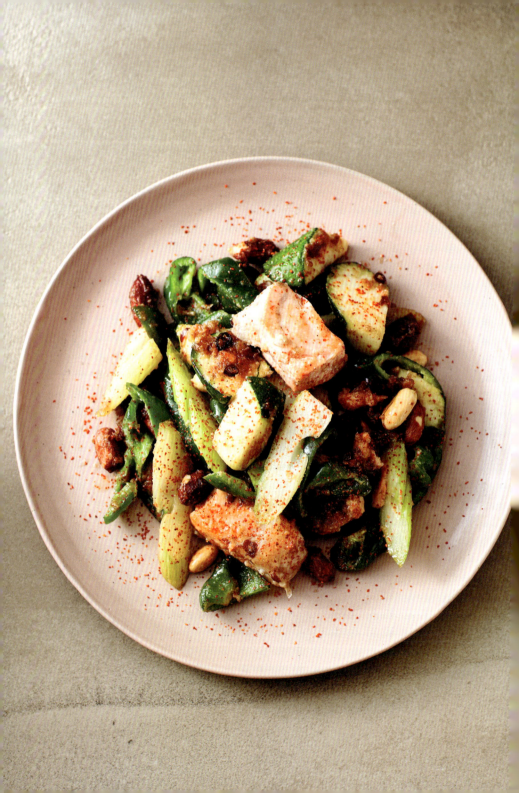

サーモンと
緑黄色野菜の味噌炒め

食物繊維とアスタキサンチンでデトックス効果抜群！
ごま油と白すりごまをダブルで使って、あと引く味わいに。

材料（1人分）

サーモン（切り身）⋯⋯ 1切れ（100g）
ピーマン ⋯⋯⋯⋯⋯⋯⋯ 2個（70g）
ズッキーニ ⋯⋯⋯⋯⋯⋯ 1/4本（50g）
セロリ ⋯⋯⋯⋯⋯⋯⋯⋯ 1/2本（40g）
ピーナッツ ⋯⋯⋯⋯⋯⋯ 大さじ2
にんにく ⋯⋯⋯⋯⋯⋯⋯⋯ 1片
A｜味噌 ⋯⋯⋯⋯⋯⋯⋯⋯ 小さじ2
　｜みりん ⋯⋯⋯⋯⋯⋯ 小さじ2
　｜酒 ⋯⋯⋯⋯⋯⋯⋯⋯ 小さじ2
　｜白すりごま ⋯⋯⋯⋯ 大さじ1
　｜一味唐辛子 ⋯⋯⋯⋯ 少々
赤唐辛子（小口切り）⋯⋯⋯⋯ 1本分
一味唐辛子 ⋯⋯⋯⋯⋯⋯⋯ 少々
ごま油 ⋯⋯⋯⋯⋯⋯⋯⋯ 小さじ2

作り方

1. サーモンはひと口大に切る。ピーマン、セロリは斜め薄切りに、ズッキーニはひと口大の乱切りに、にんにくは粗みじん切りにする。

2. フライパンにごま油を中火で熱し、にんにく、赤唐辛子、ピーナッツを炒める。

3. にんにくの香りがでたらサーモン、ピーマン、ズッキーニ、セロリを加え炒める。

4. 全体的に火が通ったら、合わせておいたAを加えさっと炒め合わせる。

5. 器に盛り、一味唐辛子をふる。

Another Anti-aging Ingredient

ズッキーニ

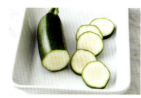

βカロテンが豊富で、生活習慣病の予防にもつながる。余分な塩分を排出するカリウムも含まれ、むくみやすい人におすすめ。低カロリー、低糖質なのもうれしい。

その他の抗酸化成分

ピーマン ／	βカロテン、ビタミンC
セロリ ／	βカロテン
ごま ／	ゴマリグナン、ビタミンE
赤唐辛子 ／	ビタミンE

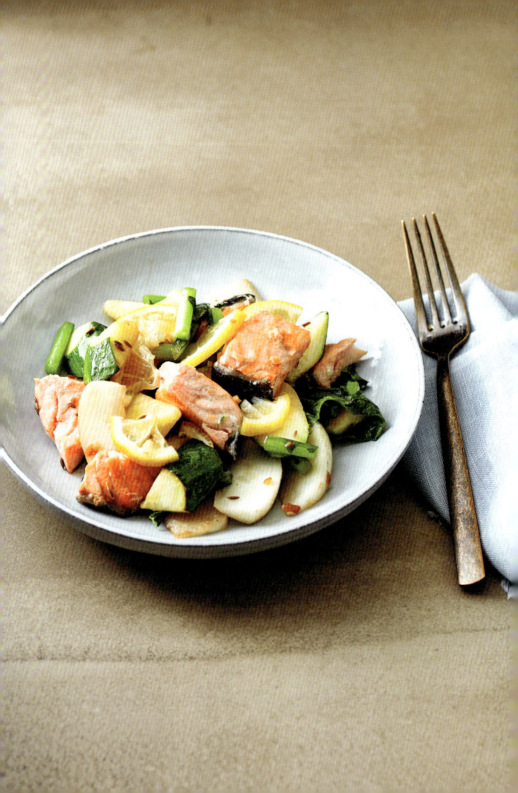

サーモンとズッキーニの
レモン炒め

クミンシードのこくのある味わいとレモンの酸味が絶妙にマッチ。
かぶ、ズッキーニのゴロゴロとした食感も楽しい。

材料（1人分）

サーモン（切り身）┈┈	1 切れ（100g）
かぶ┈┈┈┈┈┈┈┈┈┈┈	1 個
ズッキーニ┈┈┈┈┈┈┈	1/2本（100g）
にんにく┈┈┈┈┈┈┈┈┈	1 片
クミンシード┈┈┈┈┈┈┈	少々
アンチョビペースト┈┈	小さじ 1
レモン（いちょう切り）┈┈	1/4個分
塩┈┈┈┈┈┈┈┈┈┈┈┈┈	少々
オリーブオイル┈┈┈┈┈	小さじ 2

作り方

1. サーモンはひと口大に切る。かぶは16等分のくし切りに、かぶの葉は 2 cmの長さに切る。ズッキーニはひと口大の乱切りに、にんにくは粗みじん切りにする。

2. フライパンにオリーブオイルを中火で熱し、にんにくを炒める。

3. 香りが出たら、サーモン、かぶ、かぶの葉、ズッキーニを入れ炒める。

4. 全体的に火が通ったら、クミンシードを加えさっと炒め、塩で味を調える。

5. レモンを加え、さっと混ぜ合わせる。

Another Anti-aging Ingredient

クミンシード

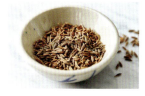

クミンアルデヒド、リモネンなど様々な抗酸化成分を含む。ほか、ビタミンA、B2、C、Eを含むスーパースパイスで、カルシウム、鉄分、マグネシウムなども豊富。

その他の抗酸化成分

かぶ ／ βカロテン（葉）、ビタミンC（葉、根） オリーブオイル ／ ビタミンE ズッキーニ ／ βカロテン レモン ／ ビタミンC、レモンフラボノイド

食とエイジングケアの関係

Atsushi

×

ライター
川上桃子

毎日の食事でエイジングケア

川上 会うたびに若くなってきているAtsushiさん、Atsushiさんを見ていると、本当に食べるものが大事なんだなってしみじみ思います。

Atsushi いつまでも元気で若々しくいたいので、カラダを細胞から酸化、老化させない食生活を意識しています。年齢を重ねていくスピードは皆平等だけど、老化していくスピードっていうのは人それぞれ違うじゃないですか。

川上 確かに。同じ歳でも、この歳になるとかなり変わってきますよね。

Atsushi 老化の元凶は活性酸素で、日々発生するこの活性酸素の働きをいかに抑えられるかが老化のスピードを遅くするカギ。活性酸素は加齢、喫煙、紫外線、ストレス、過度な運動、睡眠不足などで発生します。活性酸素に負けない抗酸化力を高めるために、抗酸化成分を食事から取り入れることが大切です。

川上 エイジングケアってトータルですもんね。若い頃は無理をしても、どんなものを食べていても、なんとかなった

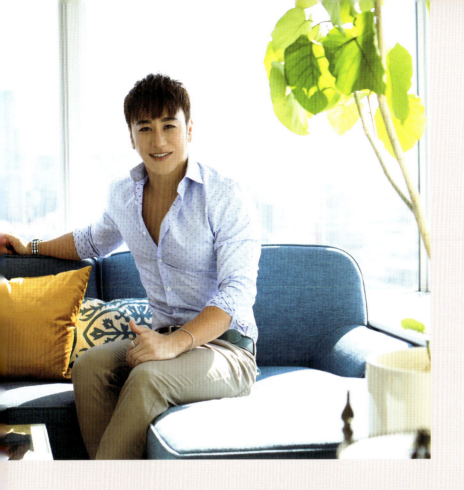

けど、年々色々なことに気を配らないと、エイジングケアはできないとわかってきました。素敵な人はほとんど、こだわった食生活をしていますよね。

Atsushi　抗酸化成分を含む食材や、栄養価が高く腸をキレイにする毎日の食事が基本ですが、エイジングケアってトータルケア。筋トレをして若返りホルモンと呼ばれる成長ホルモンの分泌を促したり、たまに美容クリニックでプロのお力を借りたり。

川上　それ大事。自分だけじゃどうにもならないこともあるから（笑）。

Atsushi　40代になってから急に若いと言っていただく機会が急増して。美容のために始めたことが病気知らずの健康に繋がり、その生活スタイルこそがまさにエイジングケアでした。もう9年間、朝食はフルーツのみ。フルーツは総じてポリフェノールやビタミンC、Eなど抗酸化成分が豊富です。そして高たんぱく低糖質で食物繊維がたっぷりの食事を心がけています。腸内環境をキレイにして美腸を育むと美肌に、そしてエイジングケアにも。スキンケアはなるべく天然の植物由来のものを使用し、そしてよく眠る。

デスクワークも多いので凝り固まらないようマッサージにも定期的に通っています。

川上　そうですね。エイジングケアって、毎日の積み重ねですよね。私はお肌のお手入れが大好きなんですけど、それもやっぱり若い頃からの貯金もかなり関係していると思っています。

Atsushi　今のような食生活をする前は、頻繁に風邪をひいていたし、常にむくんでいたし、吹き出物にも悩まされていました。それが今ではこの9年間風邪も一度もひいていないしすっかり病気しらずに。今が44年間生きてきた中で、最も健康で肌もカラダもすべてのコンディションが良いです。

川上　気を遣ったり、努力すると、今の時代、どんどん若くなっていけますよね。諦めたらそこで終わりだから、やっぱり努力し続けることが大切。

サプリは補助食品にすぎない

Atsushi　合理的な性格なので確実に効果を感じられることだけを日々続けています。その中でも最も大きな効果と変化を感じたのが食事でした。栄養価が高くバランスの良い食事を続けると、どんどん肌もカラダも整い生活まで整う。エイジングケアにもダイエットにも◎。

川上　確かに、忙しいとサプリに頼りがちだけど、Atsushiさんの料理は、簡単に作れるから続けられる。

Atsushi　サプリって結局は補助食品で、食事の代わりにはならない。食事から摂取するビタミンやミネラル、食物繊維、抗酸化成分など、多くの栄養素は体内で相乗効果を発揮します。しかし、サプリは単独の栄養素であることが多く、食事からと同様の相乗効果は期待できません。だからこそ、栄養素は食事から摂取したいですね。特に野菜やフルーツ、生魚など生のものからは酵素もたっぷりとれますので。

川上　作るのも、おいしいと楽しいし、料理って脳もしっかり使いますよね。

Atsushi　料理って最高の脳のアンチエイジングなんですよ。例えば作っているときに、あと何分ぐらいかなって考えたり、これとこれを足したらどんな味になるかなって、すごく脳を使うので料理している人って長生きするってよく言われ

profile

女性ファッション誌の美容、ファッションライター。自身のインスタグラムで発信するインスタライブが大ブレイク。オンラインサロンは常に定員1000人の人気を集める。

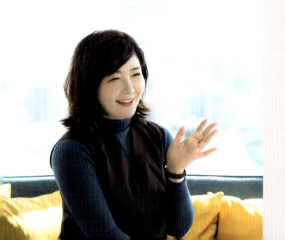

てるんですよ。

川上　確かに。味覚とか嗅覚とか、五感の全部を使いますもんね。

Atsushi　料理が苦手な方でも続けられるよう、全て10分ほどで作ることができる簡単レシピになるように意識して作りました。特に健康や美容に繋がることって、毎日続けるからこそ、その効果を感じられます。面倒だったり難しいと続けられないので、どこのスーパーでも手軽に手に入る食材で簡単な工程で！

川上　私も年々疲れやすくなってきていて、特に外食が続くと、なんだか体調がすぐれないな、と思いますね。

Atsushi　いくらお金をかけて美を磨いても、食事を疎かにするとその効果も半減。高たんぱく低糖質、食物繊維が豊富な栄養価の高いバランスの取れた食事、そしてたっぷりの抗酸化成分を摂取する。カラダの内側と外側、どちらもきちんとケアするからこそ、さらなる相乗効果で美しくなれる。たんぱく質不足の人が意外と多いので、毎食必ずたんぱく質の摂取を意識するといいと思います。たんぱく質は筋肉を作り代謝を上げてくれるので痩せやすいカラダになります。

川上　家で料理をすることって、特別に何かするわけでもないから、お金もかからないし日々の食事を見直すだけなので誰でもできる。まずは食事から、プラスアルファで、美容クリニックとかスキンケアとかを組み込んでいくといいですよね。健康で長生きしたいから。

Atsushi　年齢を重ねていくと様々な病

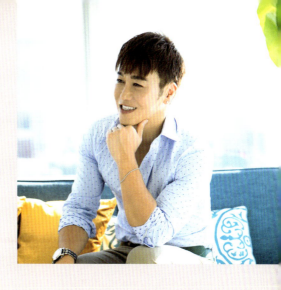

気になりやすいですが、食事と生活スタイルにきちんと気を付ければ未然に防げることがたくさんあります。バランスの取れた食事、適度な運動、良質な睡眠、たばこを吸わないなどを意識して。

川上　そうですね。健康って本当に大切。それには食生活って重要ですよね。食物繊維をたくさんとれば、腸内環境も整いますもんね。今、すごく腸内環境が注目されている時代です。腸内環境が整うだけで、健康になれるのはもちろん、肌質もかなり改善されますからね。

ダイエットが一番の美容整形

Atsushi　韓国って美容大国じゃないですか。ダイエットが最高の整形だと言われていて、余計なお肉が落ちれば目鼻立ちがはっきりとするし、ボディラインもスッキリしてスタイルが良く見えます。

川上　それわかります。私も最近少し痩せただけで、目が大きくなったとか、鼻が高くなったって言われるから。

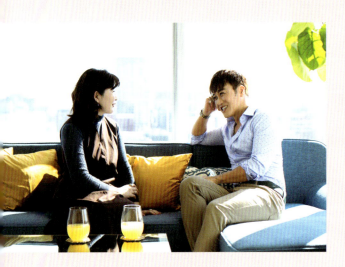

Atsushi　エイジングケアを心がけた食事って、実はイコール、ダイエットと言っても過言ではないです。まずカラダの内側からキレイになり、肌ツヤが良くなってハリのある美肌に、そして代謝も上がり太りにくく、痩せやすくなっていきますよ。

川上　歳を取ると、痩せなくなってくるし、やっぱり素敵な人を見ていると、みんな食事から見直していますからね。意識の改革をしていくことって大切。

我慢してストレスを溜めない

川上　そして、今回のレシピは女性にうれしいスイーツがたくさんあるのもいいですよね。私は絶対甘いものがやめられないからうれしい。

Atsushi　我慢するのもストレスになりますからね。我慢しないで楽しく、ダイエットやエイジングケアができるのがベスト。この本を使うたび自然と抗酸化成

分を覚えることができると思いますし、スーパーに行っても外食しても、常に抗酸化作用のある食材をセレクトできるようになります。

川上　そうですね。そして盛り付けもとってもキレイだから、是非真似してほしいですね。1人で食べるにしても、キレイに盛り付けるだけで気分も上がるし、食事が楽しくなるから。

Atsushi　キレイなものを見たり、触れたりすることって、実は感性を磨くのにとても大切なこと。日々の食事を美しく盛り付けるだけでもガラッと雰囲気が変わりますし、元気のない日には一輪でもいいのでお花を飾ったり、部屋をキレイに片づけたり。時間ができたらちょっと遠出して旅に出て自然に触れてみたり。キレイにたくさん触れると、自然と気持ちが前向きになりますし、モチベーションも上がります。

川上　脳もカラダもエイジングケアですね。私もAtsushiさんに教えてもらってから、盛り付けに、ブロッコリースプラウトを使ったりするようになりました。洗わなくても良いし、のせるだけで見栄えが良くなるし、おいしい。

Atsushi　さすが桃子さん（笑）。ちょっとしたことでも、毎日きちんと意識することでどんどん整い、自分自身も生活もポジティブに変わっていきますよ！

ブロッコリースプラウト

Broccoli sprout

Main Anti-aging
抗酸化成分
スルフォラファン

スルフォラファンは、とても抗酸化作用が高く、
解毒力にも優れている注目の食材。老化を進める
糖化を抑制する効果も。加熱に弱いため、
生でよくかんで食べるのがポイント。

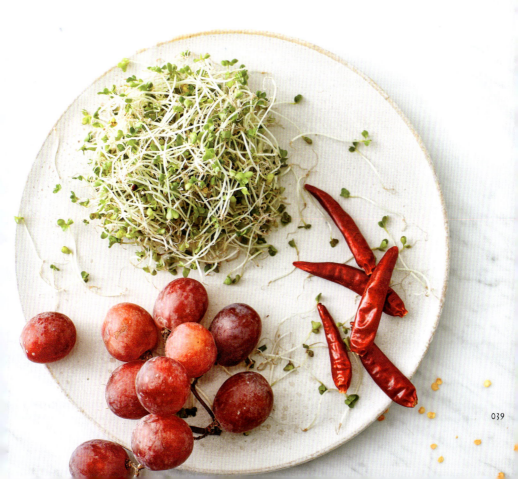

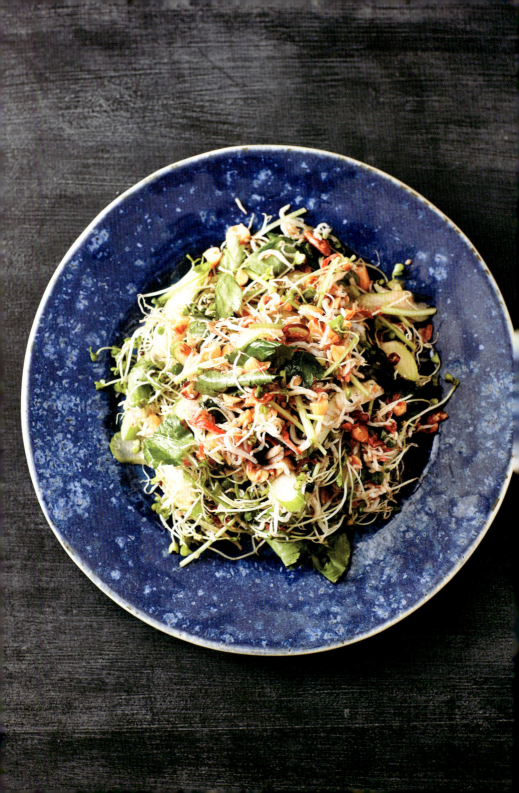

ブロッコリースプラウトと
しらすのサラダ

しらすとブロッコリースプラウトの舌触りが絶妙にマッチ。
海の香りを感じるクセになるおいしさ。

材料 (1人分)

ブロッコリースプラウト
　　　　　……………………… 1/2パック
しらす干し ……………………… 40g
セロリ ……………… 1/2本(40g)
三つ葉 ……………………… 1束
ピーナッツ ………………… 大さじ2
A｜ナンプラー ………………… 小さじ2
　｜レモン汁 ………………… 1/2個分
　｜黒砂糖 ………………… 小さじ2
　｜桜えび(乾) ………… 大さじ1
　｜白いりごま ………………… 少々
　｜にんにく(チューブ)
　｜　　　………………………… 小さじ1
　｜赤唐辛子(小口切り) ……… 1本分

その他の抗酸化成分

三つ葉 /	βカロテン、ビタミンC
ピーナッツ・赤唐辛子 /	ビタミンE
レモン /	ビタミンC、レモンフラボノイド
桜えび /	アスタキサンチン
セロリ /	βカロテン

作り方

1. 三つ葉は2cmの長さに、セロリは斜め薄切りにする。ピーナッツは砕く。

2. ボウルでAの材料を混ぜ合わせ、ドレッシングを作る。

3. 2のボウルにほかの材料を加えて、全体を混ぜ合わせる。

Another Anti-aging Ingredient

白いりごま

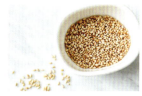

食物繊維が豊富で、美腸に効果あり。高い抗酸化作用のあるゴマリグナンや若返りビタミンと言われるビタミンEが豊富。血流を促進させる効果も。

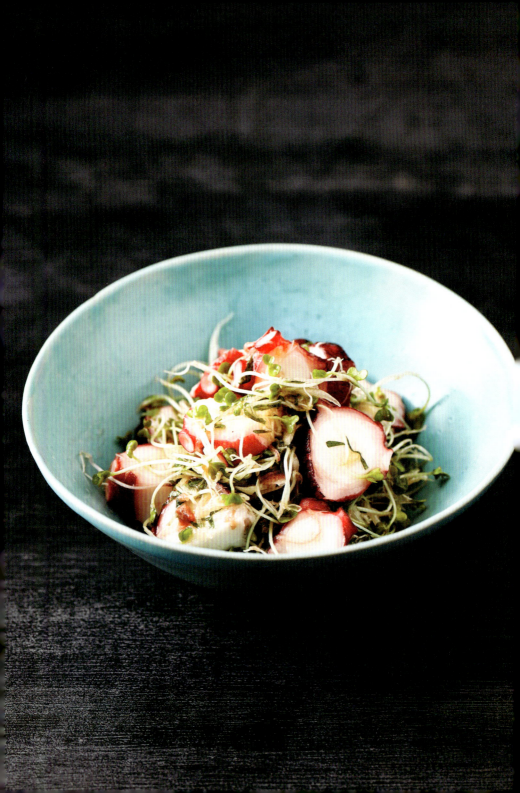

たことブロッコリー スプラウトの梅マリネ

切って絡めるだけの簡単ステップ。しょうがと梅干しのハーモニーが絶妙で、さっぱりとした味わい。代謝を高めてくれる効果も。

材料（1人分）

ブロッコリースプラウト
.... 1/2パック
ゆでだこ 100g
大葉 5枚
みょうが 2本
梅干し（大）..................... 1個
A ｜ 酢 大さじ1
　　しょうが（チューブ）
　　.......................... 小さじ1
　　にんにく（チューブ）
　　...................... 小さじ1/2
　　EXVオリーブオイル
　　.......................... 小さじ2

作り方

1. ゆでだこはひと口大に切る。大葉は千切りに、みょうがは縦半分に切って千切りに、梅干しは種を取り細かくたたく。

2. ボウルに1とブロッコリースプラウト、Aを加え、全体を混ぜ合わせる。

Another Anti-aging Ingredient

梅干し

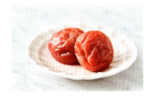

ポリフェノールの一種である抗酸化成分、梅リグナンを含む。疲労回復が期待できるクエン酸が豊富。クエン酸が新陳代謝を活発にし、血液をサラサラに。

その他の抗酸化成分

大葉 ／ βカロテン、ビタミンC
EXVオリーブオイル ／ ビタミンE

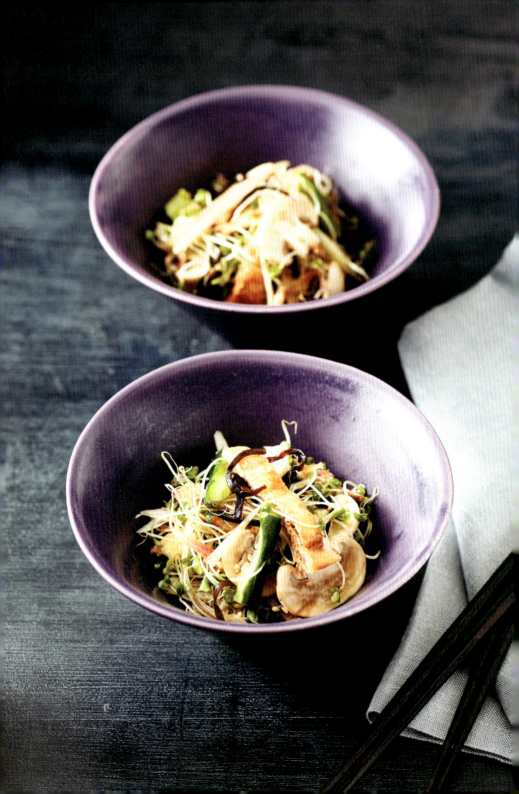

ブロッコリースプラウトと油揚げ、塩昆布の簡単和え

油揚げのカリッとした食感がクセになる！
疲れたときに積極的に食べたい疲労回復メニュー。

材料（作りやすい分量）

ブロッコリースプラウト
　　　　　　　　　　　　 1/2パック
油揚げ ……………………………… 1枚
ホワイトマッシュルーム ……… 5個
みょうが ………………………… 2本
きゅうり ……………………… 1/2本
A｜ 塩昆布 ………………… ひとつまみ
　｜ 黒酢 ………………………… 大さじ1
　｜ ごま油 ……………………… 小さじ2
　｜ 酒 …………………………… 小さじ2
　｜ 白いりごま ………………………… 少々
一味唐辛子 ………………………… 少々

作り方

1. マッシュルームは薄切りに、みょうがは縦半分に切って千切りにする。きゅうりは包丁の背やめん棒などで全体をたたいてから、4等分に切る。

2. テフロン加工のフライパンを中火で熱し、油揚げを両面カリッとなるまで焼き、細切りにする。

3. ボウルに1とブロッコリースプラウト、Aを入れ混ぜ合わせる。

4. 器に盛り、一味唐辛子をふる。

Another Anti-aging Ingredient

黒酢

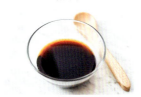

天然アミノ酸の宝庫と呼ばれるほど栄養価が高く、体内では作ることのできない必須アミノ酸9種類をすべて含んでいる。クエン酸が豊富で疲労回復にも効果テキメン。

その他の抗酸化成分

| 油揚げ / 大豆イソフラボン、大豆サポニン |
| ごま / ゴマリグナン、ビタミンE |

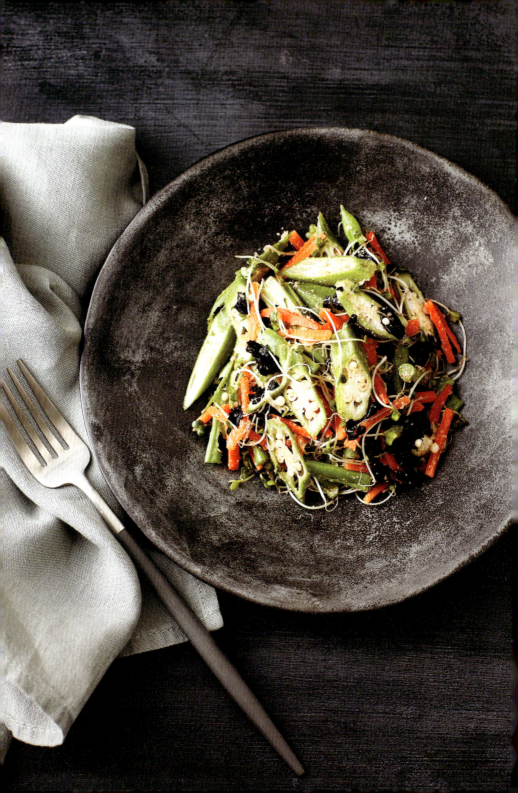

ブロッコリースプラウトと緑黄色野菜のナムル

カラフルな見た目も楽しい一品。野菜のシャキシャキ感と
ごま油のうま味が口の中いっぱいに広がります。

材料（1人分）

ブロッコリースプラウト	1/2パック
オクラ	5本
にんじん	1/2本(50g)
いんげん	6本
焼きのり	1枚

A
昆布だし（顆粒）	小さじ1
白すりごま	大さじ1
みりん	小さじ1
塩	少々
ごま油	小さじ2

作り方

1. にんじんは3cmの長さの細切りに、いんげんは3cmの長さに切る。耐熱ボウルに入れ、電子レンジで2分間加熱する。

2. オクラはがくを取り、軽く塩もみしてからさっと洗い、1cm幅の斜め切りにする。

3. ボウルに1とブロッコリースプラウト、ちぎった焼きのり、Aを入れ混ぜ合わせる。

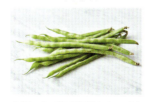

Another Anti-aging Ingredient

いんげん

必須アミノ酸9種類をすべて含み、アスパラギン酸が豊富で疲労回復に効果あり。カリウムがたっぷりで、体内の余分な水分を排出してくれる効果も。

その他の抗酸化成分

にんじん・オクラ	βカロテン
ごま	ゴマリグナン、ビタミンE
焼きのり	βカロテン、ビタミンC

お酒時間もワインで
ポリフェノールをとって
キレイに

　赤ワインは抗酸化成分のポリフェノールが入っているとよく聞くと思いますが、実は白ワインにも、赤ワインの1/3くらいのポリフェノールが含まれています。白ワインでも甘いワインではなく、シャルドネやソーヴィニヨンブランなど辛口の白ワインは血糖値が上がりにくい。だから、赤ワインと白ワインはポリフェノールも摂取できて、血糖値も上がりにくいので、エイジングケアにもダイエットにも◎。

　また、血流を促してくれるので美肌や冷え対策にもなります。ワインは発酵食品なので、さまざまな有機酸が含まれており、クエン酸とかアミノ酸とかオレイン酸などの"酸"が、腸内環境をサポート。悪玉菌の増殖を抑えて善玉菌を増やす働きをしてくれます。白ワインのポリフェノール量は赤ワインよりも少ないですが、質の良いポリフェノールで、とても抗酸化力が高いと言われています。そして殺菌力が強いのも特徴です。よく生牡蠣を食べたら、白ワインやシャンパンを飲みますよね？　それは生牡蠣にサルモネラ菌などが含まれている場合があるので、白ワインの殺菌力でより安全に食事を楽しむことが出来るからです。また利尿効果のあるカリウムも含むため、むくみ予防や改善にも役立ちます。

パプリカ　<u>Paprika</u>

若々しさをサポートしてくれる美容食材で、
強力な抗酸化成分のキサントフィルが豊富。抗酸化作用のあるβカロテン、
美肌効果や風邪予防が期待できるビタミンＣ、
老化予防のビタミンＥもバランス良く含んでいて、
加熱しても栄養素が壊れにくいのも特徴。

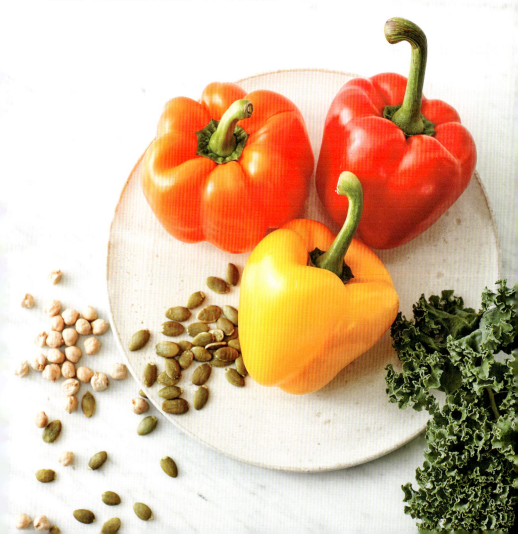

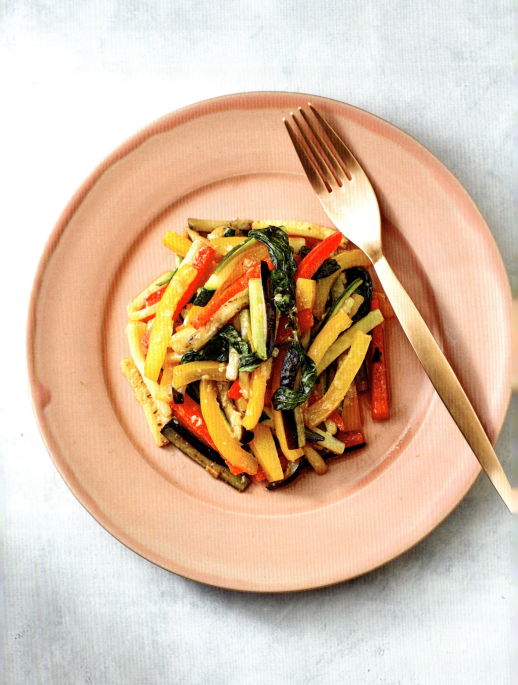

パプリカの味噌グリル

カラフルな彩りと味噌の風味が食欲をそそります。
消化に役立つ酵素たっぷりの食材をよく噛んで満腹感もアップさせて。

材料（1人分）

パプリカ(赤) ………………… 1/2個
パプリカ(黄) ………………… 1/2個
ズッキーニ ……………… 1/3本(60g)
なす …………………………… 1/2本(50g)
バジル ………………………… 少々
にんにく ……………………… 1片
A ┌ 味噌 ………………… 小さじ1
 ├ アンチョビペースト … 小さじ1
 ├ 酒 …………………… 小さじ1
 └ 塩 …………………… 少々
オリーブオイル …………… 小さじ2

作り方

1. パプリカ、ズッキーニ、なすは5cmの長さの細切りに、にんにくは粗みじん切りにする。

2. フライパンにオリーブオイルを熱し、にんにく、1の野菜を炒める。

3. 全体的に火が通ったら、Aとバジルを加えてさっと炒める。

Another Anti-aging Ingredient

なす

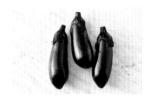

強い抗酸化作用のあるナスニン
(ポリフェノールの一種)が含まれ
る。紫紺色の皮に多く含まれるた
め、皮ごと食べるのがおすすめ。
利尿効果のあるカリウムも豊富。

その他の抗酸化成分

ズッキーニ・バジル ／ βカロテン

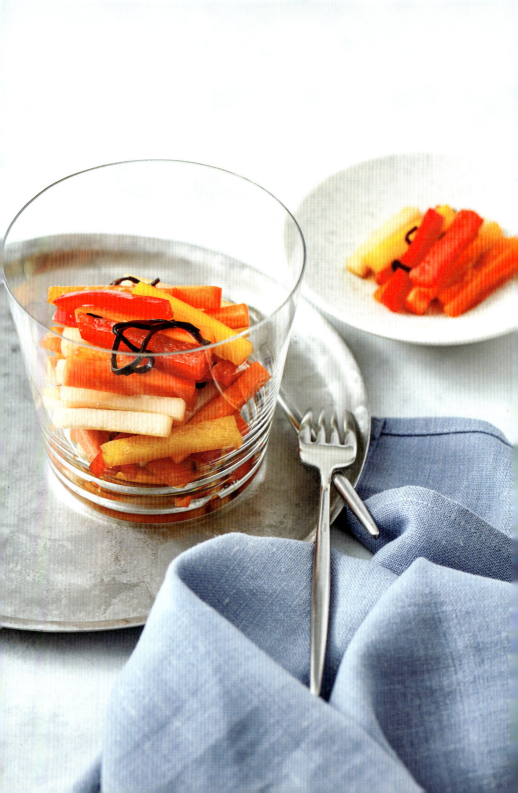

パプリカのカラフル塩昆布黒酢ピクルス

黒酢と塩昆布の爽やかな風味が新鮮！　美肌効果抜群のカラフルなパプリカは食卓を明るく彩り、さっぱりといただけます。

材料（1人分）

パプリカ（赤）	1/2個
パプリカ（黄）	1/2個
パプリカ（オレンジ）	1/2個
大根	5cm（40g）
にんじん	1/2本（50g）
A 塩昆布	2つまみ
黒酢	大さじ3
みりん	大さじ3
にんにく（チューブ）	小さじ1

作り方

1. パプリカ、大根、にんじんは長さ5cmの拍子木切りにする。

2. ジッパー付き保存袋に野菜とAを入れ、混ぜ合わせる（つけ込む時間はお好みで）。

Another Anti-aging Ingredient

にんじん

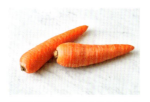

皮膚や粘膜を強化する働きのあるβカロテンが豊富。抗酸化作用もある。利尿効果のあるカリウムがたっぷり含まれており、むくみを軽減する効果も。

その他の抗酸化成分

大根 ／ ビタミンC

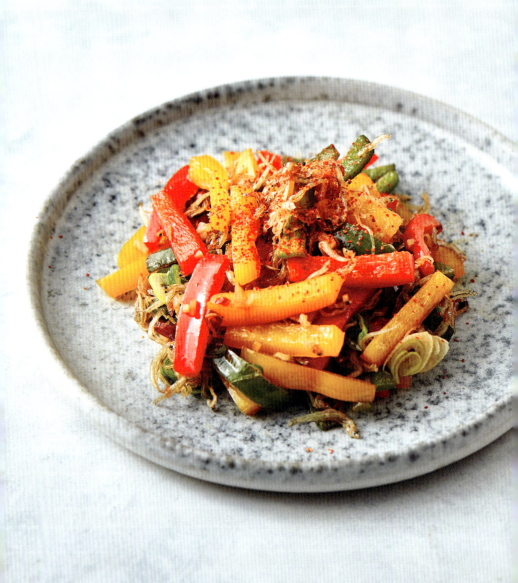

パプリカと
ちりめんじゃこの蒸し煮

和風の味わいに、ナンプラーと一味唐辛子がピリッとしたアクセントを加えます。
ごま油の風味も広がり、クセになるおいしさ。

材料（1人分）

パプリカ（赤）	1/2個
パプリカ（黄）	1/2個
ピーマン	2個(70g)
ちりめんじゃこ	20g
長ねぎ	1/5本(20g)
にんにく	1片

A
かつおだし（顆粒）	小さじ1
ナンプラー	大さじ1
酒	大さじ1
黒酢	大さじ1

赤唐辛子（小口切り）	1本分
一味唐辛子	少々
ごま油	小さじ2

作り方

1. パプリカ、ピーマンは4cmの長さの拍子木切りに、長ねぎは小口切りに、にんにくは粗みじん切りにする。

2. フライパンにごま油、にんにく、赤唐辛子を入れ熱し、香りが出たらパプリカ、ピーマン、ちりめんじゃこ、長ねぎを入れさっと炒める。

3. Aを加え、ふたをして弱火で5分ほど蒸し煮にする。

4. 器に盛り、一味唐辛子をふる。

Another Anti-aging Ingredient

ピーマン

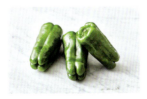

βカロテンを多く含み、肌の新陳代謝を促すうれしい効果が。また、抗酸化成分のビタミンCも豊富。カリウムが豊富で、むくみやすい人は積極的にとりたい食材。

その他の抗酸化成分

赤唐辛子 ／ ビタミンE

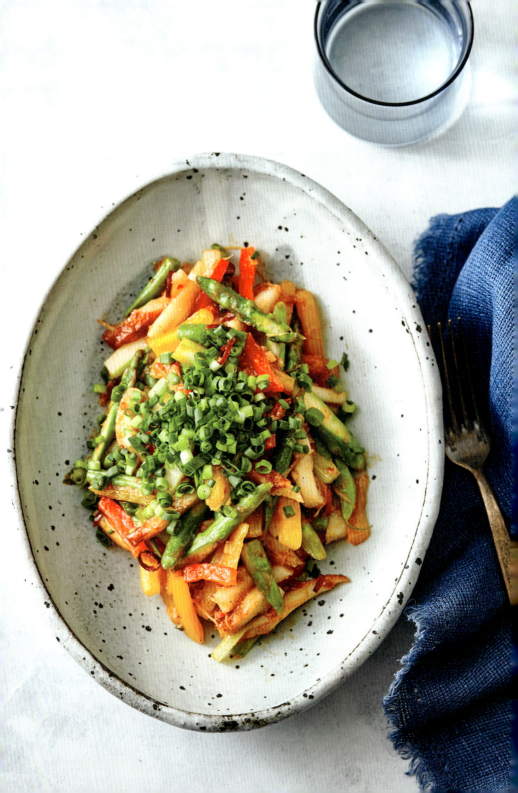

パプリカとちくわ、たっぷり野菜のあんかけ

にんにく風味のピリ辛だれで、パンチのきいた味わい。
代謝もサポートしながら、糖質が低めなのもうれしい。

材料（1人分）

パプリカ(赤)	1/2個
パプリカ(黄)	1/2個
ちくわ	2本
グリーンアスパラガス	3本
セロリ	1/2本(40g)
しょうが	10g
にんにく	1片
A 豆板醤	小さじ1
オイスターソース	小さじ1
しょうゆ	小さじ1
みりん	小さじ1
酒	小さじ2
水溶き片栗粉	小さじ2
赤唐辛子(小口切り)	1本分
青ねぎ(小口切り)	少々
黒こしょう	少々
ごま油	小さじ2

その他の抗酸化成分

セロリ ／ βカロテン 赤唐辛子 ／ ビタミンE

作り方

1. パプリカ、セロリは3cmの長さの細切りに、ちくわは縦半分に切って3cmの長さの斜め切りにする。アスパラガスは3cmの長さの斜め切りに、しょうがは千切りに、にんにくは粗みじん切りにする。

2. フライパンにごま油、しょうが、にんにく、赤唐辛子を入れ熱し、香りが出たら野菜とちくわを入れ炒める。

3. 全体的に火が通ったらAを加え、ひと煮立ちしたら、水溶き片栗粉を加えてとろみをつける。

4. 器に盛り、青ねぎと黒こしょうをふる。

Another Anti-aging Ingredient

グリーンアスパラガス

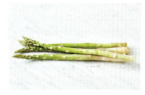

アスパラギン酸で疲労回復、スタミナ増強と新陳代謝を促進します。近年は免疫力を高める作用も注目されています。

最強の
抗糖化食材は
シナモン

　老化の原因は酸化と糖化。酸化は様々な要因で発生する活性酸素により、細胞がサビる、糖化は細胞が焦げる現象と言われています。糖質を多くとりすぎると、糖質と体内のたんぱく質が結合してAGEsという糖化最終生成物ができてしまいます。糖化はコラーゲンを減少させ、シワやたるみを引き起こすため、美容の大敵です。血管にも炎症を起こすので動脈硬化の原因にもなります。

　その糖化を防ぐ効果が期待できるのが抗糖化作用のあるシナモンです。抗酸化食材は結構ありますが、抗糖化食材は意外と数少ない。抗糖化作用が食品の中ではトップクラスに高いシナモンはスーパースパイスとも言われています。シナモンは他にもカラダにうれしい効果がたくさんあります。抗酸化作用のあるフラボノイドを豊富に含むため、抗酸化作用も抜群！　血糖値を抑えてくれる作用の他、血流を促してくれるので、全身に血液が巡り、疲労が軽くなったり、肌ツヤが良くなったり。毎日抗酸化成分のポリフェノールがたっぷりのブラックコーヒーを何杯か飲むのですが、その際に必ずシナモンを加えています。これで簡単に最高の抗酸化・抗糖化、健康＆美容に効果の期待できるコーヒーの完成！

ほうれん草

Spinach

抗酸化作用の高いβカロテン、美肌効果や風邪予防が期待できる
ビタミンC、女性に不足しがちな鉄分、
イライラ予防になるカルシウム、
ミネラル、食物繊維などをバランス良く含み、
総合栄養野菜と呼ばれる。
利尿効果のあるカリウムも豊富。

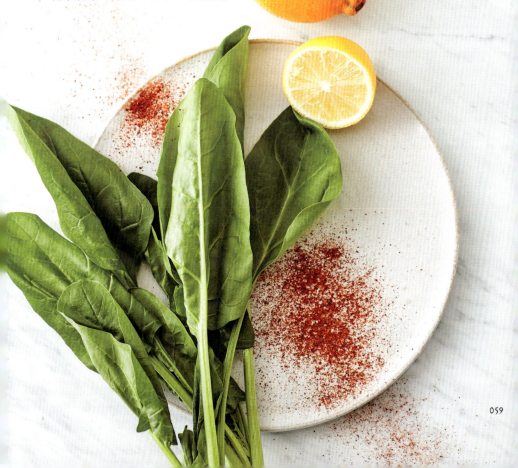

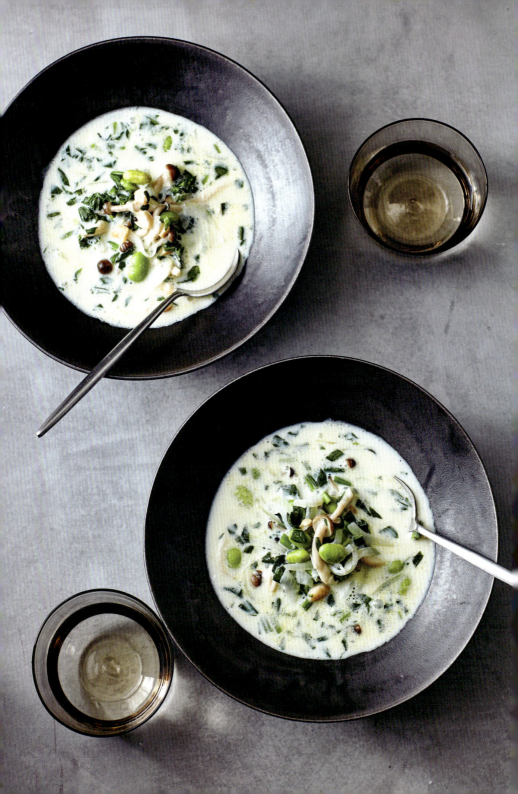

ほうれん草と枝豆の
レンチンポタージュスープ

豆乳のまろやかさと、だしのしみたほうれん草と玉ねぎがマッチした優しい味。
カラダを芯から温めて風邪予防と冷え防止に。豆乳は血行不良も和らげます。

材料（1人分）

ほうれん草	1/4束(50g)
むき枝豆	60g
玉ねぎ	1/4個(50g)
しめじ	1/2袋(40g)
カシューナッツ	10粒
A　鶏ガラスープの素(顆粒)	小さじ1と1/2
クリームチーズ	20g
酒	小さじ2
にんにく(チューブ)	小さじ1
豆乳	150mℓ
水	50mℓ
黒こしょう	少々
EXVオリーブオイル	少々

作り方

1. ほうれん草は粗みじん切りに、玉ねぎは2cmの長さの薄切りに、しめじは石づきを取る。カシューナッツは砕く。

2. 耐熱ボウルに1と枝豆、Aを入れ軽く混ぜ合わせ、ふんわりとラップをして電子レンジで5分間加熱する。

3. 器に盛り、EXVオリーブオイルをたらし、黒こしょうをふる。

その他の抗酸化成分

枝豆	βカロテン
カシューナッツ	ビタミンE
豆乳	大豆イソフラボン、大豆サポニン

Another Anti-aging Ingredient

玉ねぎ

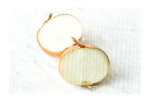

硫化アリルの働きで血液がサラサラに。疲労回復や免疫力向上に効果があり、胃の働きを助けて消化を促進。老化を防ぐケルセチンも含まれている。

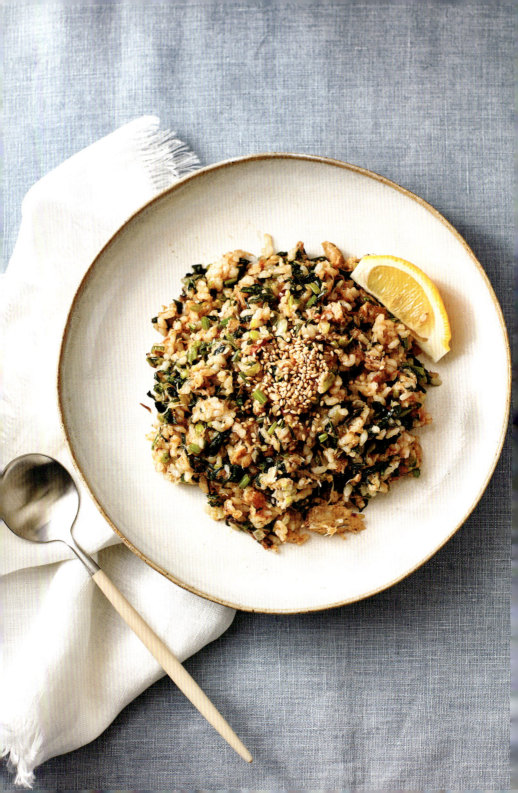

ほうれん草とサバ水煮缶
玄米チャーハン

栄養価の高いサバとほうれん草をダブルで摂取することで
美と健康もサポート。鉄分やカルシウムは髪のパサつきも改善。

材料（1人分）

ほうれん草	1/3束(60g)
サバ水煮(缶)	1/2缶(70g)
長ねぎ	1/2本(50g)
玄米	ご飯茶わん1杯
にんにく	1片
しょうが	10g
梅干し	1個
レモン(くし切り)	1/4個
しょうゆ	小さじ1
赤唐辛子(小口切り)	1本分
白すりごま	大さじ1
白いりごま	少々
ごま油	小さじ2

作り方

1. ほうれん草、長ねぎ、にんにくは粗みじん切りに、しょうがは千切りに、梅干しは種を取り包丁で細かくたたく。

2. フライパンにごま油を熱し、にんにく、しょうが、赤唐辛子、長ねぎを炒め、香りが出たら、サバの水煮を缶汁ごと加える。

3. ほうれん草を入れしんなりとするまで炒め、玄米、梅干し、しょうゆ、白すりごまを加えて炒め合わせる。

4. 器に盛り、白いりごまをふり、レモンを添える。食べる際にレモンをしぼる。

Another Anti-aging Ingredient

赤唐辛子

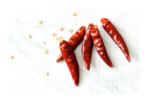

発汗作用や脂肪分解効果のある、カプサイシンを豊富に含む。塩分の吸収を抑える効果や滋養強壮効果も。抗酸化成分の高いビタミンEも、たっぷり含まれている。

その他の抗酸化成分

長ねぎ(青い部分)	βカロテン
ごま	ゴマリグナン、ビタミンE
レモン	ビタミンC、レモンフラボノイド

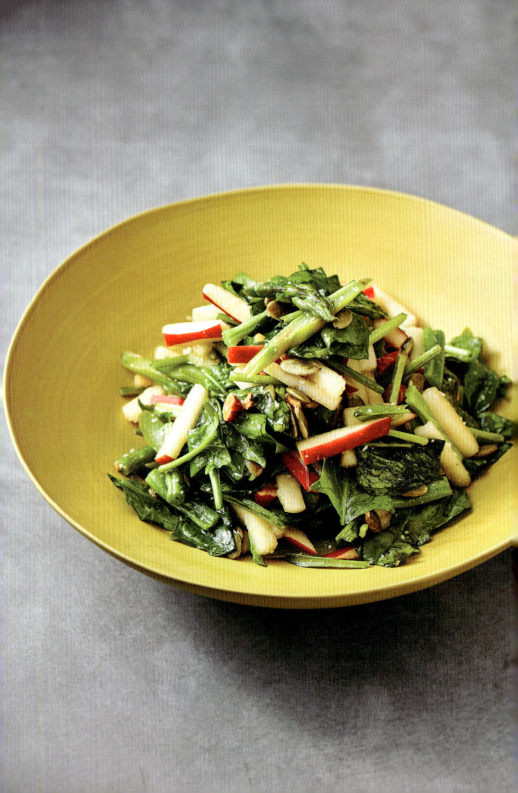

サラダほうれん草とリンゴ、パルメザンチーズのサラダ

リンゴの甘みとチーズの濃厚さが絶妙なハーモニー。
ひまわりの種やアーモンドで食感も楽しめる一品。

材料（1人分）

サラダほうれん草 …… 1/2袋(60g)
リンゴ ……………………………… 1/2個
いんげん ……………………………… 6本
グリーンアスパラガス ……… 3本
アーモンド ………………………… 10粒
ひまわりの種 ………………… 大さじ2
A｜パルメザンチーズ … 大さじ1
　｜はちみつ ………………… 小さじ1
　｜レモン汁 ……………… 1/4個分
　｜塩 …………………………………… 少々
　｜EXVオリーブオイル
　｜……………………………… 小さじ2

作り方

1. サラダほうれん草、いんげんは3cmの長さに切る。グリーンアスパラガスは3cmの長さの斜め薄切りに、リンゴは3cmの長さの細切りにし酢水(分量外)につける。アーモンドは砕く。

2. ボウルにAを混ぜ合わせ、1とひまわりの種を加えて混ぜ合わせる。

その他の抗酸化成分

| いんげん・グリーンアスパラガス ／ βカロテン |
| アーモンド・ひまわりの種 ／ ビタミンE |
| レモン ／ ビタミンC、レモンフラボノイド |

Another Anti-aging Ingredient

パルメザンチーズ

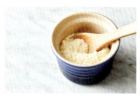

うま味成分グルタミン酸の含有量はトップクラス。また、たんぱく質の含有量はチーズの中で上位。カルシウムが豊富で、丈夫な骨のためにも積極的にとりたい食材。

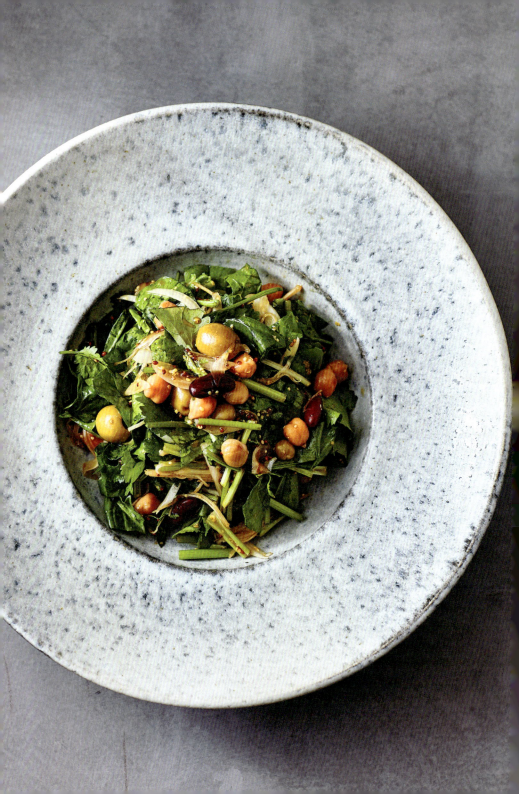

サラダほうれん草と
香味野菜のサラダ・
粒マスタードドレッシング

粒マスタードの酸味がきいたドレッシングが食欲をそそります。
老廃物をしっかり流してむくみを取る美容サラダ。

材料（1人分）

サラダほうれん草	80g
玉ねぎ	1/4個(50g)
パクチー	4束(20g)
しょうが	10g
ミックスビーンズ	60g
オリーブ(種なし)	10粒
A　粒マスタード	小さじ2
黒酢	大さじ1
黒砂糖	小さじ1
塩	少々
EXVオリーブオイル	小さじ2

作り方

1. サラダほうれん草、パクチーは2cmの長さに、玉ねぎは薄切りに、しょうがは千切りにする。

2. ボウルに1、ミックスビーンズ、オリーブ、Aを入れ、混ぜ合わせる。

Another Anti-aging Ingredient

パクチー

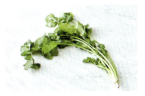

抗酸化成分のβカロテン、ビタミンB群、ビタミンC、Eが豊富で、疲れにくいカラダに導いてくれる。栄養価が抜群に高く、強力なデトックス効果があるのも特徴。

その他の抗酸化成分

しょうが ／ ショウガオール
オリーブ ／ ビタミンE

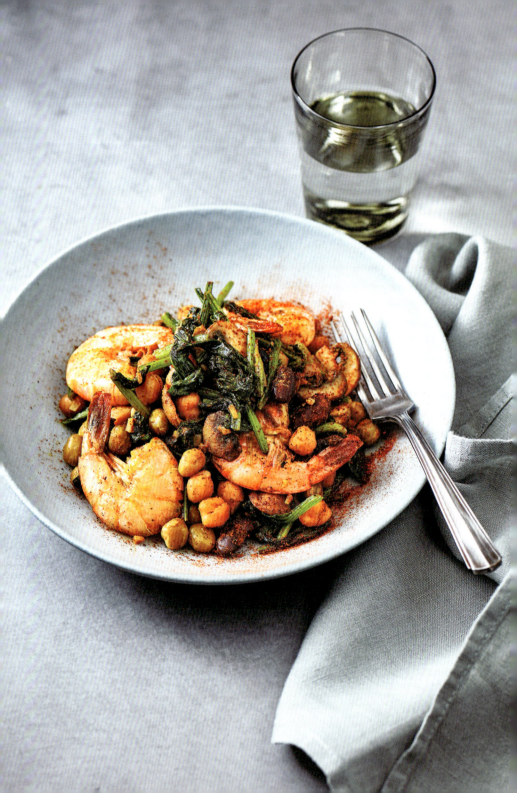

ほうれん草とエビの
カレーソテー

こんがり焼いたエビと野菜のうま味が凝縮しておいしさがアップ。
スパイシーなカレーの風味がさらに食欲をかきたてます。

材料（1人分）

ほうれん草	1/2束(100g)
エビ（殻付き）	4尾
ブラウンマッシュルーム	5個
ミックスビーンズ	80g
にんにく	1片
ひまわりの種	大さじ2
カレー粉	小さじ2
アンチョビペースト	小さじ1
チリパウダー	少々
塩	少々
オリーブオイル	小さじ2

作り方

1. ほうれん草は3cmの長さに、マッシュルームは薄切りに、にんにくは粗みじん切りにする。

2. フライパンにオリーブオイル、にんにく、アンチョビペーストを入れ中火で熱し、香りが出たらエビ、マッシュルーム、ミックスビーンズ、ひまわりの種を入れて炒める。

3. ほうれん草を入れて炒め、全体がしんなりしてきたら、カレー粉、塩を加えて炒め合わせる。

4. 器に盛り、チリパウダーをふる。

Another Anti-aging Ingredient

カレー粉

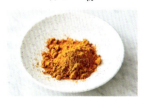

クルクミンが豊富なターメリックなど抗酸化作用のあるスパイスを含む。抗酸化成分のβカロテンやビタミンEは、消化や血流を促す働きが期待できる。

その他の抗酸化成分

エビ / アスタキサンチン	
チリパウダー・ひまわりの種 / ビタミンE	

すだちウォーターは
最高の
デトックスドリンク

　去年まで8年間毎朝レモンウォーターを飲んでいましたが、昨春より
すだちをたっぷりと加えたすだちウォーターに変えました。輸入レモン
は防腐剤やワックスなどが皮に付着していることもあるので、国産無農
薬のレモンを購入していたのですが、季節によってクオリティがまちま
ちで。徳島産のすだちを見つけて以来ネットで購入しています。日本は
農薬の使用基準が厳しい国なので、国産のフルーツや野菜はきちんと水
洗いすれば農薬の心配は要りません。レモン同様にすだちもビタミンCは
皮の方に多く含み、ビタミンCは水溶性なので、皮ごと水に加えることで、
ビタミンCが溶け出します。ビタミンCはコラーゲンの生成をサポートす
る効果があり美肌に繋がり、抗酸化作用も◎。また、すだちの皮にはス
ダチチンという成分が含まれていて、脂肪燃焼効果が期待できます。毎
晩寝る前に6つくらいのすだちをスライスしてから絞って水の中に入れ
ておくと、翌日にはビタミンCがたっぷ
りでとっても爽やかな風味でおいしいす
だちウォーターに。他にもすだちをフル
活用！　サラダにもスープにも、まずは
絞ってから、その後皮を刻んで加えて、
すだち丸ごといただいています。風邪予
防に、肥満予防に、そしてエイジングケ
アまで叶う。すだちは「一石三鳥」のま
さに日本のミラクルフルーツです。

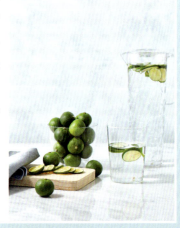

大豆 <u>Soy</u>

大豆に含まれるイソフラボンは女性ホルモンのエストロゲンと似た働きをし、
更年期障害の軽減など女性の悩みをサポート。
抗酸化成分のイソフラボン、サポニン、腸内環境を整えるオリゴ糖が豊富。
女性に不足しがちな鉄分やカルシウム、
必須アミノ酸も含む。高たんぱく低糖質なので、
ダイエットにも取り入れたい。

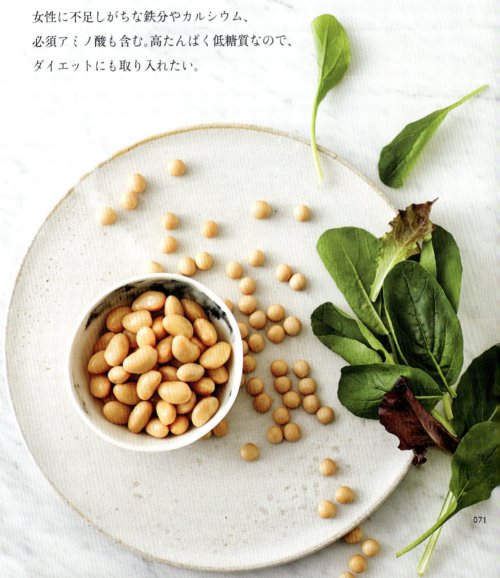

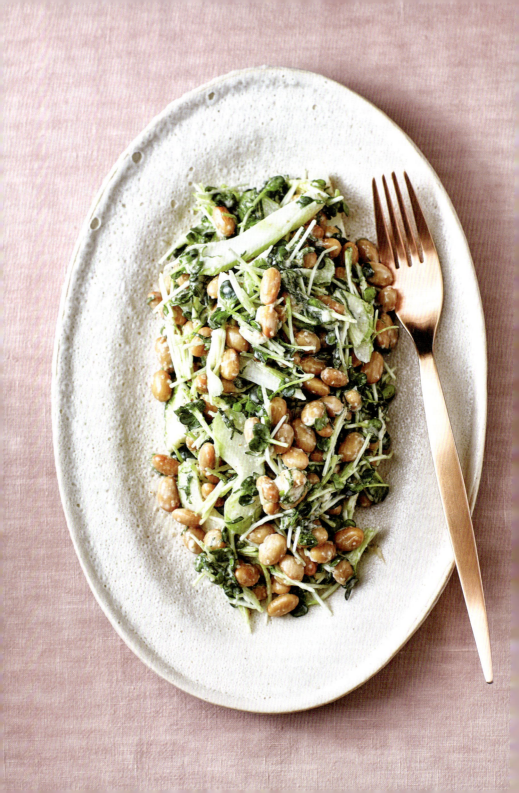

大豆とカイワレ大根の
クリーミー塩麹
ドレッシングサラダ

食欲のないときでも、おいしく食べられるさっぱり風味。
女性にうれしい成分が詰まった心にもカラダにも優しいサラダ。

材料（1人分）

大豆(水煮) ································ 100g
カイワレ大根 ················ 1パック
大葉 ···································· 5枚
セロリ ····················· 1/2本(40g)
A｜クリームチーズ ··············· 20g
　｜塩麹 ························· 小さじ2
　｜白すりごま ··········· 大さじ1
　｜EXVオリーブオイル
　｜ ···························· 大さじ1

作り方

1. カイワレ大根は2cmの長さに、大葉は千切りに、セロリは2cmの長さの細切りにする。

2. ボウルにAを入れて混ぜ合わせドレッシングを作る。

3. 2のボウルに大豆の水煮と1を入れ全体を混ぜ合わせる。

Another Anti-aging Ingredient

セロリ

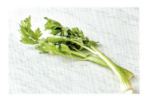

独特の香りであるアピオールは、
イライラを軽減してくれる働きも。
抗酸化作用のあるβカロテンを比
較的多く含み、豊富なカリウムで
むくみも緩和してくれる。

その他の抗酸化成分

カイワレ大根	ビタミンC
大葉	βカロテン、ビタミンC
ごま	ゴマリグナン、ビタミンE

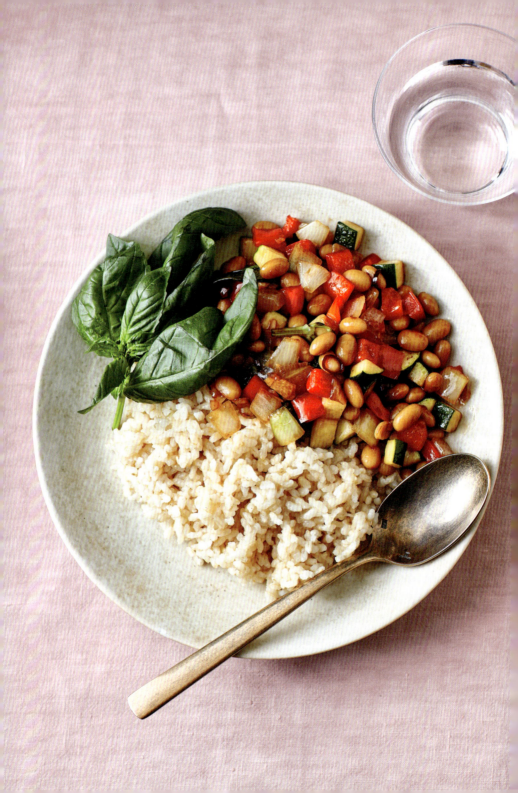

大豆のガパオ風玄米ライス

大豆のたんぱく質と抗酸化作用のある野菜で美肌力を促進。
食物繊維が豊富で低糖質。腹持ちもいいからダイエット効果も。

材料（1人分）

大豆（水煮） ························· 70g
パプリカ（赤） ····················· 1/4個
ズッキーニ ··················· 1/4本（50g）
玉ねぎ ······················· 1/4個（50g）
にんにく ·························· 1片
玄米 ················· ご飯茶わん1杯分
A｜ナンプラー ············· 小さじ2
　｜オイスターソース
　｜ ························· 小さじ2
　｜みりん ················· 小さじ1
赤唐辛子（小口切り） ············ 1本分
バジル ··························· 適量
ごま油 ························· 小さじ2

作り方

1. パプリカ、ズッキーニ、玉ねぎは1cm角に切り、にんにくは粗みじん切りにする。

2. フライパンにごま油を熱し、にんにく、赤唐辛子を炒め、香りが出たら玉ねぎを加えて透き通るまで炒める。

3. 大豆の水煮、パプリカ、ズッキーニを入れ炒め、全体的に火が通ったらAを加えてさっと炒める。

4. 器に玄米を盛り、3をかけバジルを添える。

Another Anti-aging Ingredient

ナンプラー

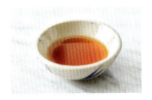

滋養強壮効果のあるタウリンがたっぷり含まれる。うま味成分のグルタミン酸の含有量がトップクラス。独特の香りは、加熱するか酸味を加えると気にならない。

その他の抗酸化成分

> パプリカ（赤）
> ／キサントフィル、βカロテン、ビタミンC
> ズッキーニ・バジル ／ βカロテン
> 赤唐辛子 ／ ビタミンE

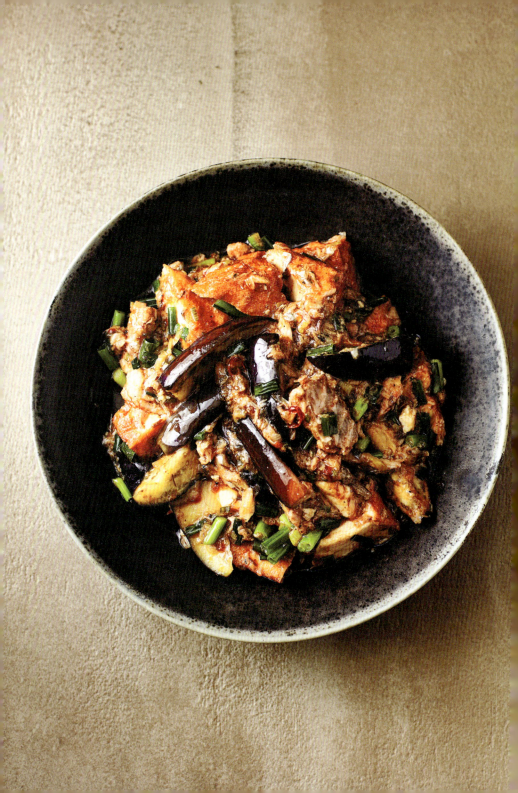

厚揚げとサバ缶の麻婆なす

サバと厚揚げの組み合わせが意外なほどマッチ。
ピリリとした山椒のアクセントが、さらに食欲をそそります。

材料（1人分）

サバ水煮缶	1缶(160g)
厚揚げ	1枚(150g)
なす	2本(150g)
長ねぎ	1/2本(50g)
ニラ	1/5把(20g)
A オイスターソース	小さじ2
豆板醤	小さじ2
にんにく(チューブ)	小さじ1
しょうが(チューブ)	小さじ1
水溶き片栗粉	大さじ1
赤唐辛子(小口切り)	1本分
粉山椒	少々
白すりごま	大さじ1
ごま油	小さじ2

作り方

1. 厚揚げは食べやすい大きさに切る。なすは、横半分に切り縦に6等分に切る。長ねぎはみじん切りに、ニラは小口切りにする。

2. フライパンにごま油を熱し、赤唐辛子、なす、長ねぎを炒める。

3. 香りが出たら、サバの水煮を缶汁ごと入れ、厚揚げを入れ炒める。

4. 全体的に火が通ったら、Aと白すりごまを加え、ひと煮立ちしたら水溶き片栗粉でとろみをつける。

5. 最後に粉山椒をふる。

Another Anti-aging Ingredient

長ねぎ

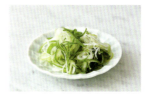

硫化アリルが血行を促進して冷えを改善。βカロテンが多く、粘膜を強化するので風邪予防にもおすすめ。カラダを温め胃腸の働きを整えてくれる。

その他の抗酸化成分

なす / ナスニン
赤唐辛子 / ビタミンE

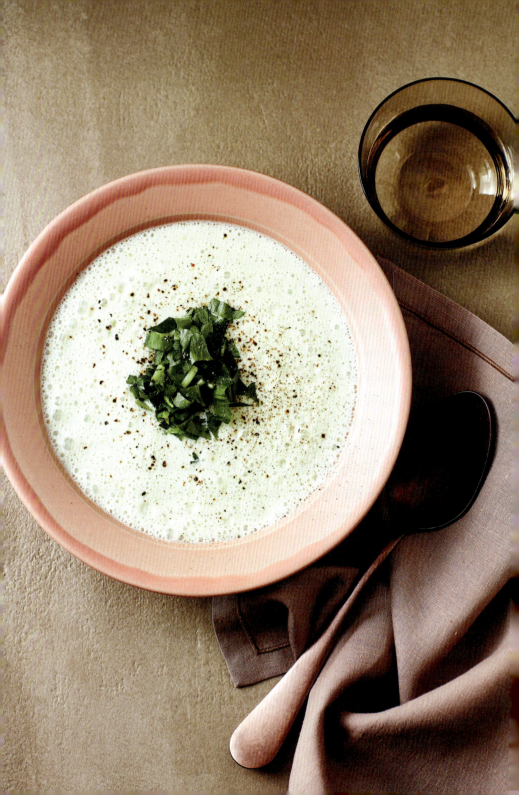

豆腐とちくわの
レンチンポタージュスープ

塩麹、豆乳のまろやかな味わいで、カラダの芯から温まります。
簡単なレンチンスープは、疲れたときのお助けレシピ。

材料（1人分）

絹ごし豆腐 ················· 1/3丁（100g）
ちくわ ································· 1本
長ねぎ（青い部分） ········ 1/4本（40g）
A ┃ 鶏ガラスープの素（顆粒）
　 ┃ ················· 小さじ1と1/2
　 ┃ 酒 ···················· 小さじ2
　 ┃ 塩麹 ···················· 小さじ1
　 ┃ にんにく（チューブ）
　 ┃ ·························· 小さじ1
　 ┃ 豆乳 ···················· 150㎖
　 ┃ 水 ······················· 50㎖
黒こしょう ······················ 少々
三つ葉（粗みじん切り） ········· 少々

作り方

1. 豆腐、ちくわ、長ねぎはひと口大に切る。

2. 耐熱ボウルに三つ葉以外の材料とAを入れ軽く混ぜ合わせ、ふんわりとラップをして電子レンジで5分間加熱する。

3. 2をミキサーに移し、なめらかになるまでかくはんする。

4. 器に盛り、三つ葉をのせ、黒こしょうをふる。

Another Anti-aging Ingredient

三つ葉

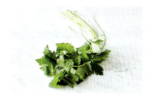

βカロテンが豊富で、のどや鼻などの粘膜を強化する。豊富なカリウムはむくみにも効果あり。爽やかな香りは気持ちをリラックスさせてくれる。

その他の抗酸化成分

| 長ねぎ（青い部分） / βカロテン |
| 豆乳 / 大豆イソフラボン、大豆サポニン |

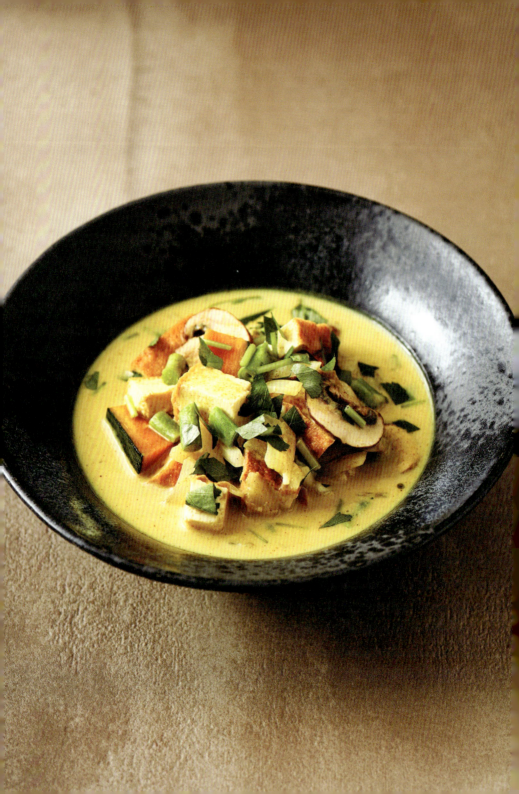

厚揚げのカレーココナッツ ミルクスープ

まろやかなココナッツミルクがスパイシーな香りをまとう、
風味豊かなスープ。食べ応えのあるかぼちゃで、腹持ちも抜群。

材料 (1人分)

厚揚げ ················· 1/2枚(75g)
かぼちゃ ··············· 小1/8個(50g)
玉ねぎ ··············· 1/4個(50g)
いんげん ··············· 3本
ブラウンマッシュルーム ······· 3個
A コンソメ(顆粒) ······· 小さじ1
　 カレー粉 ·············· 小さじ1
　 ナンプラー ····· 小さじ1と1/2
　 にんにく(チューブ)
　 ·························· 小さじ1
　 ココナッツミルク ······· 150mℓ
　 水 ····················· 50mℓ
パクチー(粗みじん切り) ······· 少々

作り方

1. 厚揚げ、かぼちゃはひと口大に、玉ねぎは2cmの長さの薄切りに、いんげんは1cmの長さに切る。マッシュルームは薄切りにする。

2. 耐熱ボウルにパクチー以外の材料とAを入れ軽く混ぜ合わせ、ふんわりとラップをして電子レンジで5分間加熱する。

3. 器に盛り、パクチーをちらす。

Another Anti-aging Ingredient

ココナッツミルク

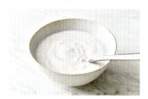

ラウリン酸を多く含み、ダイエットに効果的。マグネシウム、マンガン、鉄分などミネラルが豊富でカラダのバランスを整える。利尿効果のあるカリウムが豊富でむくみ予防も。

その他の抗酸化成分

かぼちゃ /	βカロテン、ビタミンE
いんげん /	βカロテン
パクチー /	βカロテン、ビタミンC

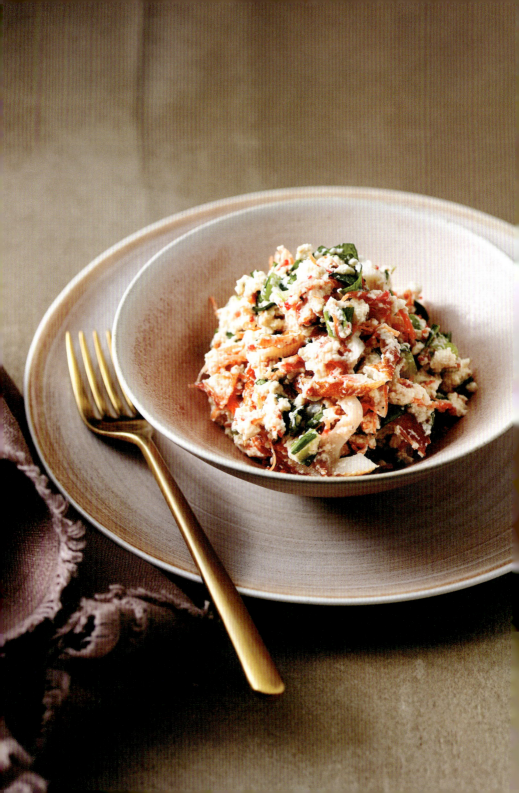

具沢山塩麹白和え

塩麹のまろやかなうま味がほっと安心できる優しい味わい。
腸内環境を整え、免疫力を高めるうれしい効果も期待できます。

材料（1人分）

絹ごし豆腐 ⋯⋯⋯⋯⋯⋯⋯ 1丁（300g）
ちくわ ⋯⋯⋯⋯⋯⋯⋯⋯⋯⋯ 2本
にんじん ⋯⋯⋯⋯⋯⋯⋯ 1/2本（50g）
小松菜 ⋯⋯⋯⋯⋯⋯⋯⋯ 1/5束（40g）
A｜ 塩麹 ⋯⋯⋯⋯⋯⋯⋯⋯ 大さじ1
　｜ 桜えび（乾） ⋯⋯⋯⋯⋯ 大さじ2
　｜ 白すりごま ⋯⋯⋯⋯⋯ 大さじ1
　｜ みりん ⋯⋯⋯⋯⋯⋯⋯ 小さじ2
　｜ 酒 ⋯⋯⋯⋯⋯⋯⋯⋯⋯ 小さじ2

作り方

1. 豆腐は水切りをする。ちくわは縦半分に切り斜め細切りに、にんじんは2cmの長さの千切りに、小松菜は粗みじん切りにする。

2. ボウルに1とAを入れ混ぜ合わせる。

Another Anti-aging Ingredient

塩麹

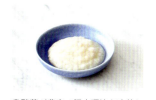

乳酸菌が豊富で腸内環境を改善してくれる。ビタミンB群が代謝を促進するほか、GABAの働きでストレス緩和、疲労回復の効果も期待できる。

その他の抗酸化成分

小松菜	βカロテン、ビタミンC
桜えび	アスタキサンチン
ごま	ゴマリグナン、ビタミンE

筋トレはエイジングケアに欠かせない！

　美肌、エイジングケア、ダイエットに欠かせない成長ホルモン。ヨガや有酸素運動ではなくて、筋トレのように負荷をかけた運動をすることで成長ホルモンを分泌させることができます。別名"若返りホルモン"と呼ばれる成長ホルモンが分泌されると、細胞が修復され肌を再生し美肌に。新陳代謝も活発になりますし、成長ホルモンは脂質の代謝も促すため、太りにくく痩せやすいカラダを作ることができます。そして、筋トレをすることで血流が良くなり冷えも解消され、肌のハリやツヤも良くなりますよ。

　成長ホルモンは、加齢とともに分泌量が低下してきますが、「筋トレをしている人は見た目が若い人が多い」というのは、筋トレをするたびに成長ホルモンが分泌されているから。だからこそ筋トレは"最強のアンチエイジング"とも呼ばれているのです。

　筋トレ後はテストステロンというホルモンも分泌されるので、やる気も出るし、何より気持ちがスッキリ！　メリハリのあるボディラインまで手に入れられます。加齢とともに顔もカラダもたるんで下に下がってしまいますから。定期的な筋トレで成長ホルモンをたくさん分泌させボディラインを引き締めて、いつまでも健康で若々しく。

アボカド <u>Avocado</u>

ビタミンEを豊富に含み、食物繊維が豊かで、
腸内環境を整えてくれる。オレイン酸が多く含まれているので、
動脈硬化の原因となる悪玉コレステロールを減らす働きがある。
利尿効果のあるカリウムをふんだんに含み、むくみの解消にも
効果があり、ビタミンB群や葉酸、鉄分、マグネシウムなど
ミネラルをバランス良く含み、疲労回復にうってつけ。

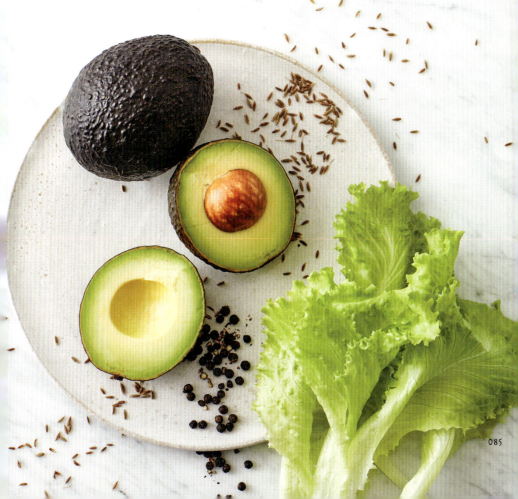

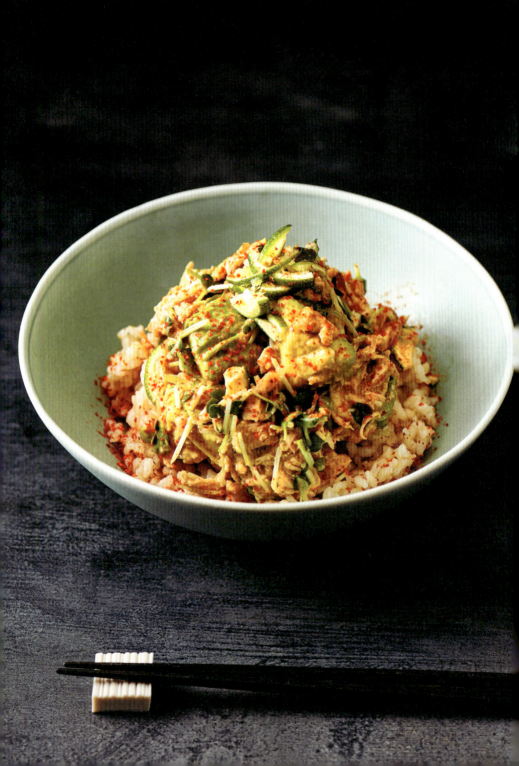

アボカドツナ玄米丼

栄養価の高いツナとビタミンB群が豊富なアボカドを一緒にとると
血行が促進されて冷え性も改善。おいしい上にカラダにうれしい変化も。

材料（1人分）

アボカド ……………………………… 1個
ツナ缶（ノンオイル）…… 1缶（70g）
カイワレ大根 …………… 1/2パック
みょうが ……………………………… 1本
すだち ………………………………… 1/2個
玄米 ………………… ご飯茶わん1杯分
A｜コチュジャン ……… 小さじ2
　｜しょうゆ …………… 小さじ1
　｜マヨネーズ ………… 小さじ2
　｜白すりごま ………… 大さじ1
　｜EXVオリーブオイル
　｜　　　　　　　…………… 小さじ2
一味唐辛子 ……………………… 少々

作り方

1. アボカドはひと口大に、カイワレ大根は1cmの長さに、みょうがは小口切りにする。

2. ボウルにAを入れ混ぜ合わせ、すだちを絞る（皮も刻んで加える）。1と一緒に和える。

3. 器に玄米を盛り、2をのせ、一味唐辛子をふる。

Another Anti-aging Ingredient

ツナ

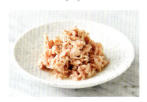

栄養素がバランス良く含まれ、低糖質で高たんぱく。DHA、EPAが豊富で脳を活性化させ血液をサラサラに。リノール酸の働きで中性脂肪を減らす。

その他の抗酸化成分

| カイワレ大根・すだち | / | ビタミンC |
| ごま | / | ゴマリグナン、ビタミンE |

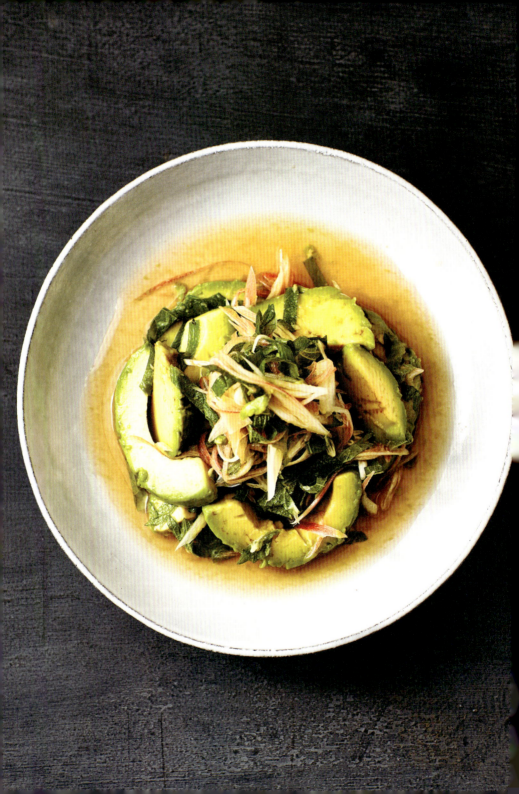

アボカドと香味野菜の
レモンおひたし

調味料はごくシンプルながら、みょうがやレモン汁、大葉で風味をつける
ことで、さっぱりしたうま味が加わります。肌にうれしい栄養素で肌ツヤもアップ。

材料（1人分）

アボカド	1個
大葉	10枚
みょうが	3本
A 昆布だし（顆粒）	小さじ1
しょうゆ	小さじ2
酒	小さじ2
みりん	小さじ2
レモン汁	1/4個分

作り方

1. アボカドは半分に切り、縦6等分に切る。みょうがは縦半分に切り千切りに、大葉も千切りにする。

2. Aを鍋に入れ熱し、ひと煮立ちしたら1を加え、さっとかき混ぜたら火を止める。

3. レモン汁を加える。

Another Anti-aging Ingredient

大葉

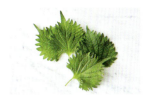

βカロテンの含有量は野菜の中で
トップクラス。活性酸素を除去し、
生活習慣病から守り、免疫力も高
めてくれる。カリウム、カルシウ
ムも豊富に含まれる。

その他の抗酸化成分

レモン ／ ビタミンC、レモンフラボノイド

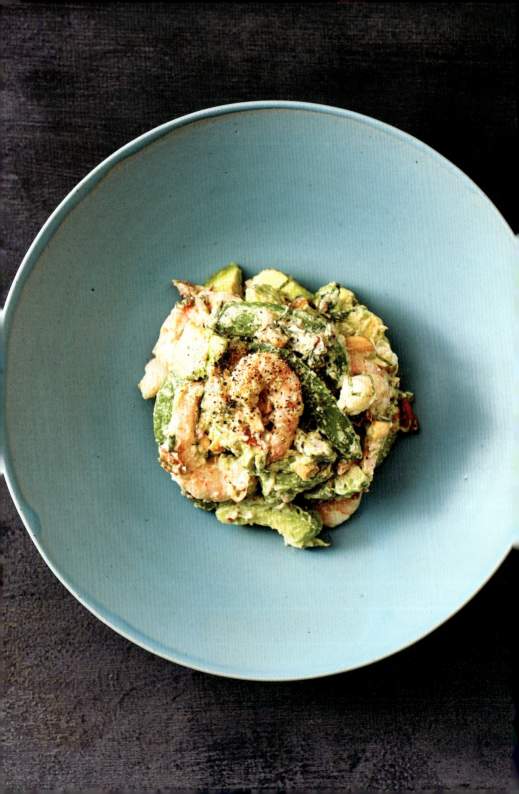

アボカドとエビの
クリーミー梅サラダ

むきエビを使用するので、下処理要らず。簡単、手早いのに見た目もおしゃれ。
梅とマヨネーズが意外と好相性。アボカドにはコレステロールを下げる作用も。

材料（1人分）

アボカド	1個
むきエビ（茹で）	70g
大葉	5枚
スナップエンドウ	5本
ピーナッツ	大さじ1
レモン汁	1/4個分
A 梅干し（大）	1個
クリームチーズ	20g
マヨネーズ	小さじ2
白すりごま	小さじ2
EXVオリーブオイル	小さじ2
黒こしょう	少々

作り方

1. アボカドはひと口大に、大葉は千切りに、ピーナッツは粗みじん切りにする。

2. スナップエンドウは耐熱皿に入れ、ふんわりとラップをして電子レンジで1分間加熱する。

3. ボウルにAを入れ混ぜ合わせ、1、2、むきえび、レモン汁を加え全体を和える。

4. 器に盛り、黒こしょうをふる。

その他の抗酸化成分

エビ / アスタキサンチン
大葉 / βカロテン、ビタミンC
ピーナッツ / ビタミンE
レモン / ビタミンC、レモンフラボノイド

Another Anti-aging Ingredient

スナップエンドウ

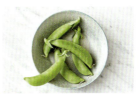

抗酸化成分のβカロテンとビタミンCがたっぷり。メチオニンは血中コレステロール値を下げたり、カラダの内側の湿気を取りむくみを軽減します。

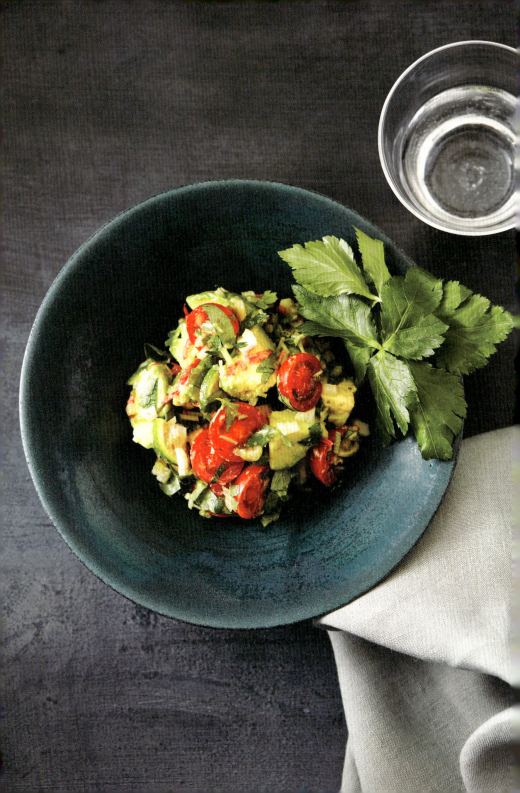

和風ワカモレ

みずみずしくてカラフルな野菜にシンプルなだしで素材の味を楽しめます。
血行を良くするビタミンEが豊富で、肌にツヤも与えてくれます。

材料（作りやすい分量）

アボカド ………………………… 1個
ミニトマト ……………………… 5個
三つ葉 …………………………… 1束
セロリ ……………………… 1/2本（40g）
すだち …………………………… 2個
A│ 昆布だし（顆粒）
　│ ……………………… 小さじ1/2
　│ 桜えび（乾）………… 大さじ1
　│ ナンプラー ……… 小さじ1.5
　│ にんにく（チューブ）
　│ ……………………… 小さじ1/2

作り方

1. アボカドは1cm角に、ミニトマトは半分に切る。三つ葉、セロリは粗みじん切りにする。

2. ボウルにAを入れ混ぜ合わせ、すだちを絞る（皮も刻んで加える）。

3. 2に1を加えて、全体を混ぜ合わせる。

___Another Anti-aging Ingredient___

すだち

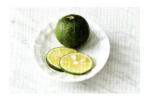

ビタミンC、カリウムなどを豊富に含む。果皮に含まれるスダチチンのポリフェノールは肥満予防やビタミンCの吸収率の向上や、美肌にもつながる。

その他の抗酸化成分

セロリ ／	βカロテン
桜えび ／	アスタキサンチン
ミニトマト ／	リコピン
三つ葉 ／	βカロテン、ビタミンC

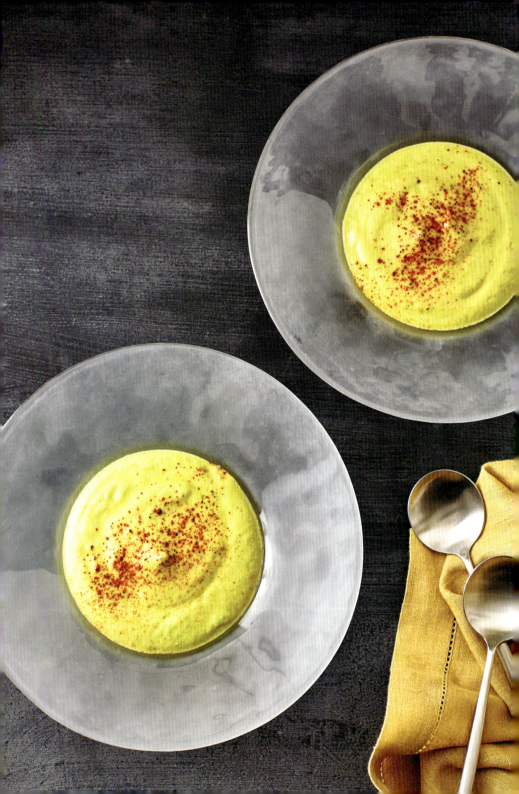

アボカドの
グリーンガスパチョ冷製スープ

疲労回復効果のあるアボカドとにんにくのダブル食材を
スタミナのつくドリンク代わりにしてエナジーチャージ。

材料（2人分）

アボカド	1個
セロリ	1/2本(40g)
きゅうり	1/2本
三つ葉	1束
オリーブ(種なし)	6粒
にんにく	1片
チリパウダー	小さじ1/4
レモン汁	1/4個分
氷	少々
塩	少々
EXVオリーブオイル	小さじ2
水	200mℓ

作り方

1. チリパウダー以外の材料をすべてミキサーに入れ、なめらかになるまでかくはんする。

2. 器に盛り、チリパウダーをふる。

その他の抗酸化成分

セロリ / βカロテン	
三つ葉 / βカロテン、ビタミンC	
オリーブ / ビタミンE	

Another Anti-aging Ingredient

にんにく

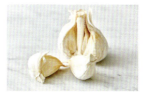

豊富に含まれるアリシンで疲労回復、滋養強壮。スコルジニンが新陳代謝を促進し抗酸化作用のあるセレンでアンチエイジングにも効果あり。

365日UVケア
紫外線を防いで
肌老化予防

　毎日の欠かせない外出前のケアとして、必ず日焼け止めを塗っています。それは紫外線を浴びることで活性酸素を大量に発生させてしまうからです。活性酸素は細胞をサビつかせ、しみ、シワ、たるみといった、老化の大きな原因に。

　紫外線による老化を光老化と呼び、自然老化とは異なります。光老化は長年にわたり紫外線を浴び続けたダメージが蓄積されてじわじわと現れるため、肌の老化は日焼けで変わってくるということを覚えておいてください。夏しか日焼け止めを塗らない人が多いですが、秋でも冬でも紫外線は降り注いでいます。今日は曇りだから、寒いからといった天気や体感に惑わされず、紫外線対策は365日しっかりと！

　外出する際は、顔、首、手元などには必ず日焼け止めを塗るということが、肌の老化を防ぎ、カラダの酸化を防いでくれます。その際に忘れてはいけないのが、2～3時間おきに塗り直し、日焼け止めの効果を持続させるということ。目からも紫外線は入ってくるので、UVカットのサングラスもプラスして。それでも夏のレジャーなどで紫外線をたくさん浴びてしまったら、日焼け後に抗酸化成分を摂取。リコピンが豊富なトマトジュースは手軽に飲めておすすめです。

ナッツ＆フルーツ

Nuts&Fruits

ナッツ類に豊富に含まれるビタミンＥは、若返りビタミンと呼ばれる。また、オレイン酸も動脈硬化の原因となる悪玉コレステロールを減らし、利尿効果のあるカリウムは、むくみを軽減。カリウム、亜鉛、カルシウム、鉄分、マグネシウムなどミネラルをバランスよく含み、食物繊維も豊富な優秀食材。フルーツも抗酸化成分が豊富で、ビタミン、ミネラル、酵素をバランス良く含み食物繊維もたっぷりの天然美容サプリメントです。

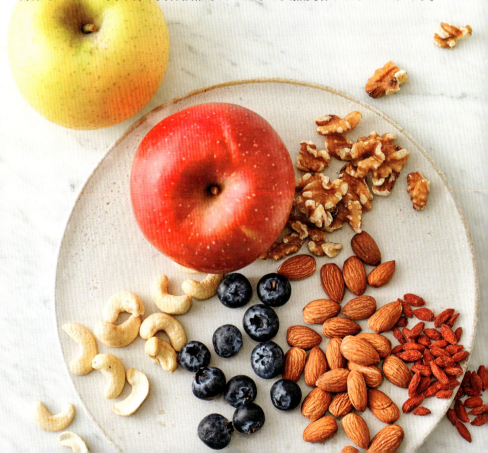

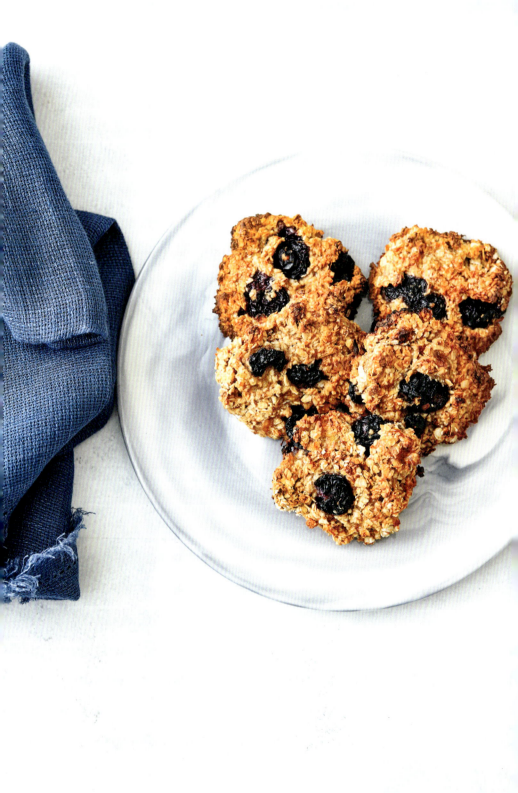

オーツクッキー

食物繊維をたっぷり含んだオーツとブルーベリーのクッキー。
香ばしさと歯応えがおいしさをさらに引き立ててくれます。

材料（作りやすい分量）

オートミール ………………… 1 カップ
バナナ ………………………………… 1/2本
ブルーベリー ……………………… 15粒
ピーナッツバター（クランチ）
………………………………… 大さじ 1
ココナッツフレーク …… 大さじ 1
シナモンパウダー ……… 小さじ1/2
メープルシロップ ……… 小さじ 1
ココナッツオイル ……… 小さじ 1
レモン汁 ………………………… 1/4個分
塩 ………………………………………… 少々

作り方

1. バナナはフォークなどでつぶす。

2. ボウルにすべての材料を入れ混ぜ合わせる。

3. クッキングシートの上に、間隔を開けながらスプーンで生地を丸く落とし、スプーンの背で平らにする。

4. オーブントースターで10分間焼く。

Another Anti-aging Ingredient

シナモンパウダー

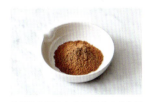

抗酸化作用のあるフラボノイドが豊富で、抗酸化、抗糖化、どちらも強力なスーパースパイス。抗炎症、抗菌作用もあり、血糖値を下げる働きも。

その他の抗酸化成分

ブルーベリー	アントシアニン
ピーナッツバター	ビタミンE
ココナッツフレーク	ラウリン酸
レモン	ビタミンC、レモンフラボノイド

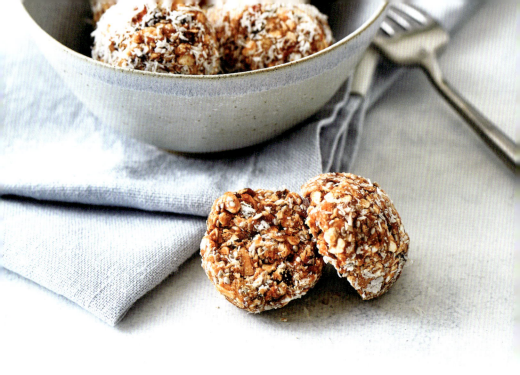

アーモンドきなこボール

デーツの自然な甘みがカラダに優しいきなこボールは、小腹が空いたときに◎。
しっとりとしたおいしさと、チアシードで満足度もたっぷりです。

材料 (作りやすい分量)

オートミール ················· 1/2カップ
アーモンド ······························· 10粒
デーツ ··· 5粒
A　チアシード ·············· 大さじ1
　　きなこ ························· 大さじ3
　　黒砂糖 ······················· 大さじ1
　　豆乳 ···························· 大さじ3
ココナッツフレーク ······ 小さじ2

作り方

1. アーモンド、デーツは細かく刻む。

2. ボウルに1、オートミールとAの材料を
   すべて入れて混ぜ合わせ、食べやすい大
   きさに分けて、ボール状に丸める。

3. ココナッツフレークをまぶす。

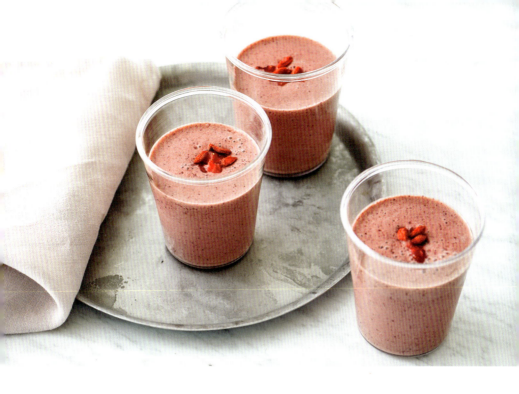

ミックスベリースムージー

低カロリーでビタミンEをたっぷり含むアーモンドミルクが
滞りがちな腸の調子も整えてカラダの中からキレイに。

作り方（2人分）

ミックスベリー（冷凍）	100g
くるみ	10粒
クコの実	大さじ2
メープルシロップ	小さじ2
レモン汁	1/4個分
氷	少々
クコの実（トッピング）	少々
アーモンドミルク	300ml

作り方

1. トッピング用のクコの実以外の、すべての材料をミキサーに入れ、なめらかになるまでかくはんする。

2. 器に盛り、クコの実をのせる。

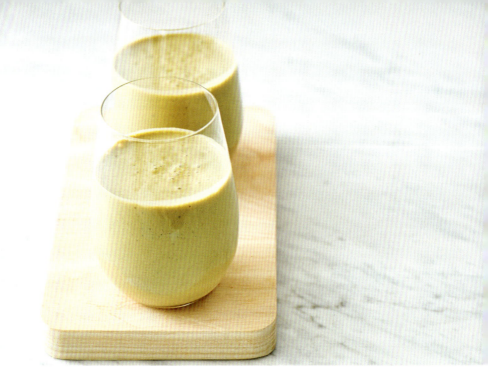

抹茶バナナスムージー

バナナの甘みがしっかりきいたスムージーは、甘いものが食べたい
というときにぴったり。抹茶とバナナの相性も抜群。

材料（2人分）

バナナ ································· 1本
カシューナッツ ················· 15粒
抹茶パウダー ················· 小さじ2
ヨーグルト（無糖）················· 100g
豆乳 ································· 200mℓ
氷 ································· 少々

作り方

すべての材料をミキサーに入れ、なめらかに
なるまでかくはんする。

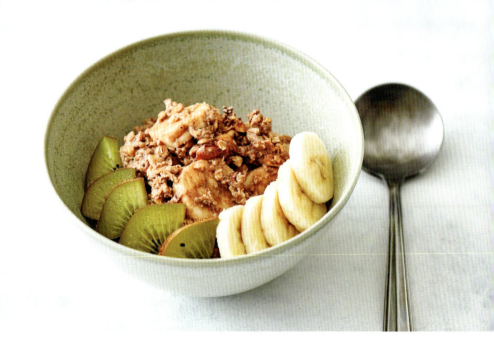

ヘルシーカカオオーツ

ざっくりとしたオーツの歯触りが楽しく食べ応えがあるから
朝食にもぴったり。キウイは皮ごといただいて。

材料（作りやすい分量）

バナナ	1本
キウイ	1/4個
ピーナッツ	大さじ2
オートミール	1/2カップ

A		
	ローカカオパウダー	大さじ1
	チアシード	大さじ1
	メープルシロップ	小さじ2
	シナモンパウダー	小さじ1/2
	レモン汁	1/4個分
	豆乳	100mℓ

作り方

1. バナナは輪切りに、キウイは薄切りに、ピーナッツは砕く。

2. オートミールとAを混ぜ合わせる。

3. 器に2を盛り、1のフルーツをのせる。

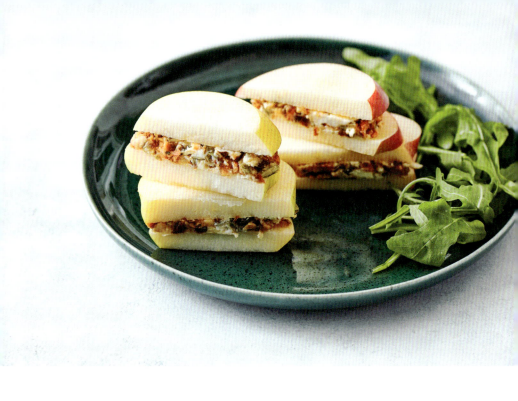

アップルサンドウィッチ

パンの代わりにリンゴを使用して、ヘルシーで見た目も
華やか。クリームチーズとピーナッツバターで、満足感も。

材料（1人分）

リンゴ ……………………………… 1個
アーモンド ……………………… 10粒
デーツ …………………………… 3粒
かぼちゃの種 ……………… 大さじ1
A｜クリームチーズ …………… 20g
　｜ピーナッツバター（クランチ）
　｜ ………………………… 大さじ1
　｜シナモンパウダー ……… 少々
　｜レモン汁 …………………… 少々

作り方

1. リンゴは皮つきのまま厚さ1cm弱に切る。酢水（分量外）につけ、キッチンペーパーで水気を拭き取っておく。

2. アーモンド、デーツ、かぼちゃの種は粗く刻む。

3. Aと2を混ぜ合わせる。

4. リンゴに3をはさむ。

ベイクドシナモン
アップル&バナナ

そのままで食べてもおいしいリンゴ&バナナを焼くことで、
甘みが増しスイーツに大変身。シナモンが味わいを広げます。

材料 (1人分)

リンゴ	1個
バナナ	1本
A バルサミコ酢	大さじ1
メープルシロップ	小さじ2
レモン汁	1/4個分
シナモンパウダー	少々
オリーブオイル	小さじ1

作り方

1. リンゴは5mmの厚さに、バナナは斜めに切る。

2. フライパンにオリーブオイルを熱し、リンゴ、バナナの両面を焼く。

3. Aを混ぜ合わせソースを作る。

4. 2を器に盛り、3のソースをかけ、シナモンパウダーをふる。

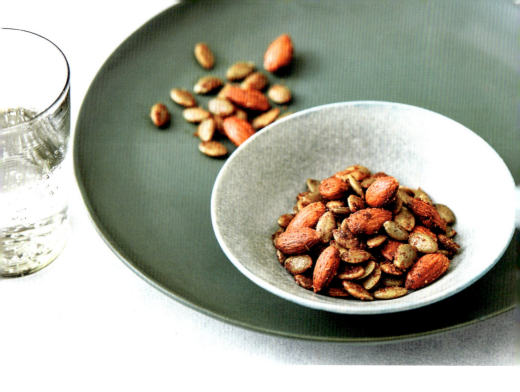

ローストアーモンド
with スパイス

ナッツを炒めた香ばしさとチリパウダーとクミンシードの風味が
奥深い味わい。ヘルシーなお酒のおつまみとしても最適。

材料（作りやすい分量）

アーモンド ································· 20粒
かぼちゃの種 ················· 大さじ2
チリパウダー ················· 小さじ1/4
クミンシード ················· 小さじ1/4
塩 ···································· 少々
オリーブオイル ·············· 小さじ2

作り方

1. フライパンにオリーブオイルを熱し、ア
   ーモンド、かぼちゃの種を入れて炒める。

2. チリパウダーとクミンシードを入れさっ
   と炒め、塩で味を調える。

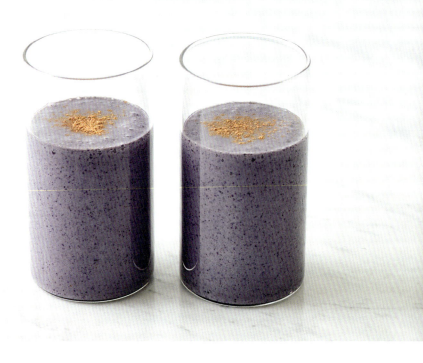

ブルーベリースムージー

冷凍ブルーベリーとデーツの天然の甘みが、優しい味わい。
ブルーベリーに含まれるアントシアニンは、眼精疲労予防効果も。

材料（2人分）

ブルーベリー（冷凍） ………… 100g
デーツ …………………………… 4粒
アーモンド …………………… 10粒
シナモンパウダー …………… 少々
豆乳 ………………………… 300mℓ
氷 ……………………………… 少々

作り方

1. シナモンパウダー以外のすべての材料をミキサーに入れ、なめらかになるまでかくはんする。

2. 器に盛り、シナモンパウダーをふる。

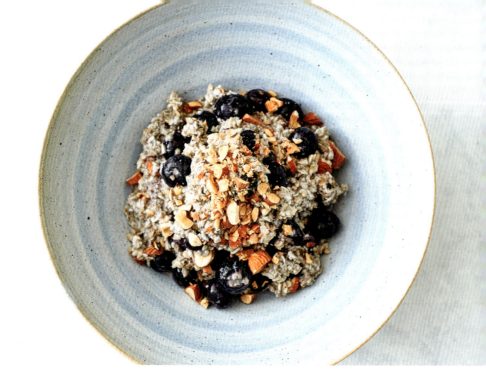

ヘルシーブルーベリーオーツ

栄養価の高いオーツに、腹持ちがいいチアシードやアーモンドを入れて
バランス良く栄養素を取り入れることができます。

材料 (作りやすい分量)

オートミール ……………… 1/2カップ
ブルーベリー(冷凍) ……………… 80g
アーモンド ……………………… 10粒
チアシード ……………………… 大さじ1
メープルシロップ ……… 小さじ2
シナモンパウダー ……… 小さじ1/2
塩 …………………………………… 少々
アーモンドミルク …………… 100mℓ

作り方

1. アーモンドは砕く。

2. 1とすべての材料を混ぜ合わせる。

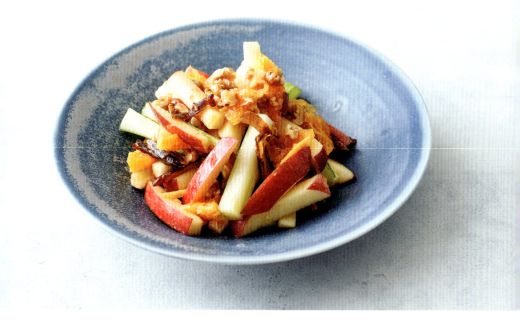

アップルナッツサラダ

いつものサラダに飽きたら、ぜひ試してみたいナッツとフルーツのサラダ。
甘じょっぱい味が、クセになる新感覚のスイーツです。

材料（1人分）

リンゴ ……………………………… 1/2個
オレンジ …………………………… 1/2個
くるみ ………………………………… 10粒
セロリ …………………………… 1/3本（30g）
デーツ ………………………………… 2個
レモン汁 …………………………… 1/4個分
塩 ……………………………………… 少々
EXVオリーブオイル …… 小さじ1

作り方

1. リンゴは太めの細切りに、セロリ、デーツは細切りに、くるみは砕く。オレンジは房に分け、手でくずしておく。

2. ボウルに1とすべての材料を混ぜ合わせる。

おわりに

Epilogue

　この本を手に取っていただいたすべての皆さま、心より感謝を申し
上げます。

　8冊目の書籍となる本書は、初のエイジングケアレシピ本です。

　カラダの内側からキレイに健康的にしてくれる、栄養価が高くてヘ
ルシーな食生活に変えてから、10年弱が経ちました。当初はダイエッ
トと美肌が目的でしたが、だんだん病気知らずの健康になっている自
分に気が付いて。風邪もこの9年間一度もひいていませんし、花粉症、
頭痛、腹痛なども一切ありません（あるのは腰痛と肩こりくらい、笑）。

　そして、40代になってから、ありがたいことに見た目が実年齢より
若い、若いと言っていただく機会が増えました。もちろんスキンケアも、
運動もキッチリとやっているし、たまに美容クリニックでプロの手も
お借りしています。

　美容と健康って、これだけやればいいっていうことではなくて、カ
ラダの内側からと外側から、様々な複合技でさらに効果が期待できる
って、今までの経験から実感しています。なかでもすべての基本とな
るのは確実に食事です。

　食生活を変えてから、20代の中頃にずっと悩んでいた吹き出物がで

きなくなったし、万年ぽっちゃり気味だったのがスッキリと痩せたし、頻繁に風邪をひいていたのに病気を全くしなくなって、40代になったら若いって言っていただける予期せぬご褒美をいただいた感じです。

　毎日の食事は高たんぱく低糖質、食物繊維たっぷりが基本で、朝のすだちウォーターとフルーツから始まり、抗酸化作用のある食材は食事と間食で一日中摂取しています。

　本書の魔法のエイジングケアレシピ、ぜひ毎日の食事に取り入れていただけたらうれしいです♡

　最後に、この本作りに携わっていただいた皆さま、チームをまとめていただいたKADOKAWAの久保田朝子さん、いつも素敵な写真を撮ってくださる神林環さん、堀口綾さん、センス抜群のスタイリングが見事な洲脇佑美さん、テキパキ丁寧に料理をアシストしてくれた大塚弘美さん、日々諸々サポートしてくれているマネージャー吉澤秀さん、そして今回うれしいタッグを組めたライターの川上桃子さん、アシスタントの長島智大さん。

　たくさんの感謝を込めて。

Atsushi

ライフスタイルプロデューサー
Atsushi

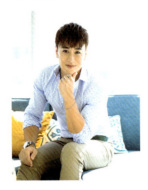

ディーゼル、D＆G、ヴェルサーチのPRを経て、フリーランスとして独立。野菜ソムリエプロ、漢方養生指導士初級の資格を持ち、現在はライフスタイルプロデューサーとして、食、美容、ファッションなどの分野で活躍中。ナチュラルスキンケアブランド「abotanical」のプロデュースを手掛ける。ヘルシーでキレイになれるレシピには定評があり、『#モデルがこっそり飲んでいる３日で２kgやせる魔法のスープ』『#モデルがこっそり作っている魔法の楽やせレンチンスープ』(共に宝島社)、『やせる！キレイになる！ベジたんスープ50』(小学館)など、著書多数。
Instagram:@atsushi_416

撮影（料理）	神林 環	DTP	木ノ下 努（ALOHADESIGN）
（人物）	堀口 綾		横村 葵
本文	川上桃子	製作協力	吉澤 秀（IDEA）
スタイリスト	洲脇佑美	校閲	株式会社鷗来堂
調理アシスタント	大塚弘美	編集	久保田朝子
ヘア＆メイク	今関梨華（Linx）		
ブックデザイン	山本夏美（細山田デザイン事務所）		

カラダの内側からサビない、老けない、美しくなれる
魔法のエイジングケアレシピ

2021年1月8日　第1刷発行

定価はカバーに表示してあります。

著者	Atsushi
発行者	三宅明
発行	株式会社KADOKAWA
	〒102-8177
	東京都千代田区富士見2-13-3
	0570-002-301（ナビダイヤル）
印刷・製本	図書印刷株式会社

お問い合わせ
WEB https://www.kadokawa.co.jp/
（「お問い合わせ」へお進みください）
※内容によってはお答えできない場合があります。
※サポートは日本国内に限らせていただきます。
※Japanese text only

ISBN 978-4-04-896829-4 C0077
©KADOKAWA CORPORATION 2021　Printed in Japan

本書の無断複製（コピー、スキャン、デジタル化等）並びに無断複製物の譲渡および配信は、著作権法上の例外を除き禁じられています。また本書を代行業者等の第三者に依頼して複製する行為は、たとえ個人や家庭内の利用であっても一切認められておりません。